名醫傳授

調節自律神經的自我保健法

運用各種生活小訣竅

調節自律神經，療癒疲憊身心！

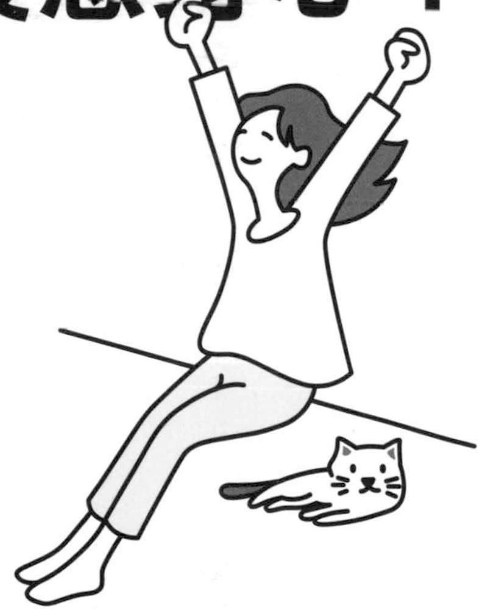

PART 1

消除壓力、精神疲倦、不安等症狀的知識與訣竅

5

PART 2

改善自律神經失調症的知識與訣竅

35

PART 3 改善沮喪、低落、鬱悶情緒等輕度憂鬱的知識與訣竅 87

PART 4 憂鬱症、自律神經失調的原因與改善法

PART 1

消除壓力、精神疲倦、不安等症狀的知識與訣竅

橫濱勞災醫院　勞動者心理健康中心長
山本晴義

大妻女子大學「茶大學」校長
大森正司

水嶋診所院長
水嶋丈雄

（一社）民間活力開發機構理事
健康促進系統研究會會長
溫泉療法專門醫
植田理彥

野村消化器內科院長
野村喜重郎

三重中京大學短期大學部榮譽教授　醫學博士
杉崎清子

野崎診所院長　醫學博士
日本東洋醫學會榮譽會員、專門醫
日本小兒科學會專門醫　日本臨床內科醫學會專門醫
日本體育協會運動醫學醫師　認定產業醫　第1種放射線主任者
野崎豐

前筑波國際大學教授
星虎男

（公社）日本芳香環境協會認證
芳香療法專家
佐佐木薰

中國健康氣功武道家
謝炳鑑

中國健康顧問
邱淑惠

（依內文編排順序）

為什麼會出現【壞心情】 人為何無法克服壓力

令人意外地陌生？壓力的真實面貌

活在現代的我們早已習慣言談之中出現「壓力」二字。擺脫不了身心疲倦或感到焦急煩躁時，心中就會自然而然想到壓力，冒出「最近壓力這麼大，難怪會這樣」的想法。

不過，假設現在再問一次「你覺得壓力是什麼」，你會怎麼回答呢？我想，恐怕10人當中有9個人都回答不出來吧。

壓力是什麼？壓力的機制又是如何？這些問題都很重要，但真正了解的人卻意外地少。

有鑑於此，我們就先來看看壓力的真實面貌。正所謂「知彼知己，百戰不殆」。

活著就不可能避免壓力

壓力（stress）一詞是由生理學暨病理學家漢斯・謝耶引進醫學領域，專指「由於寒冷、外傷、疾病、精神緊張等因素，讓身體內部出現非特異的防禦反應」。

我換個簡單點的方式來說明。人在面對寒冷或精神上的緊張等刺激時，身體會自然維持一定程度的穩定運作。這樣的機制就稱為恆定性（homeostasis），而刺激會打亂體內的恆定性，被打亂的恆定性則會試圖恢復原本的功能。

也就是說，生物體的體內因刺激而出現的變化，以及體內試圖恢復原狀而產生的反應，就合稱為壓力，造成壓力的刺激則稱為壓力源（或壓力成因）。

例如：我們在放鬆的情況下突然被人要求做某件事時，通常心情都會很不好。

像這種情況，突然被要求做某件事就是壓力源，會打亂體內的恆定性。體內恆定性一旦被打亂，便會試圖讓身體恢復原本放鬆的狀態，具體的表現則是出現「不開心」的感覺，我們就將這樣的反應稱為壓力狀態。但仔細想想，不管是誰都會在日常生活中遇到這樣的狀況，這也表示人只要活著就不可能避免壓力。

壓力狀態持續加劇，也會讓身體生病或精神出問題

那麼，究竟為何壓力會影響我們的身心呢？

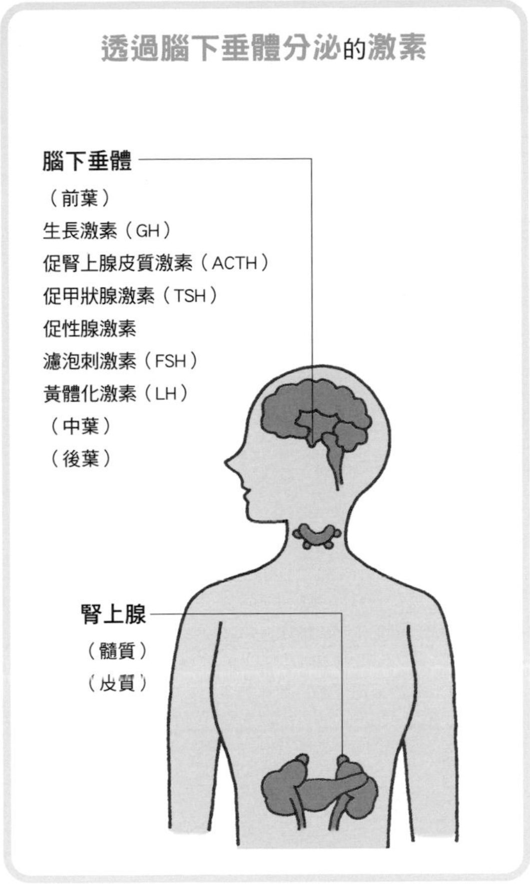

真相其實就在於自律神經。自律神經掌管心臟、腸胃、血管、內分泌腺、汗腺等內臟以及調節其功能，不受個人意志的控制。而自律神經就扮演中間者的角色，在體內部署了對抗壓力的「防衛系統」。

更具體來說，當生物體受到刺激時，就會透過腦下垂體促進身體分泌腎上腺素。如此一來，腎上腺素再透過負責居中協調的自律神經作用於各個器官，將刺激對於生物體造成的影響降到最低。

只是，當壓力源造成的刺激超過一定程度，或持續時間過長，體內的防衛系統就會受到破壞。一旦防衛系統瓦解，身體就會出現脈搏變快、血壓上升、肌肉緊繃等變化。若一直處於這樣的狀態，身體就會累積愈來愈多的疲勞，也會變得容易生病。

具體來說，人在壓力初期出現的症狀統稱為「壓力反應」，生理方面會有肌肉緊繃、食慾變差、疲倦感、失眠等症狀，精神方面則有煩悶焦躁、憂鬱、不安、急躁等等。當這些症狀變得更嚴重時，就會導致身體出現胃潰瘍、高血壓、各種頭痛、肩頸痠痛

透過腦下垂體分泌的激素

等疾病以及神經衰弱等問題。

有人覺得壓力沉重，也有人覺得毫無壓力

我在前面提到人的壓力源有寒冷、外傷、精神上的緊張等等，這些壓力源大致上可區分為外部壓力源（寒冷、外傷）以及內部壓力源（精神上的緊張）。

前面提到各種壓力造成的疾病主要都是由內部壓力源所引起，而燒燙傷、皮肉傷等外部壓力源造成的壓力幾乎都能夠自然痊癒。

因此，接下來我會以內部壓力源為主，詳細介紹壓力的原因。

請看左頁的表格。我們在日常生活中感受到的壓力都是由內部壓力源引起，因此稱為心因性壓力。

心因性壓力的特徵如表格所示，成因都是來自現代生活中無可避免的事物。看了這張表格，也就不難理解為什麼現代人的壓力幾乎都屬於心因性壓力。

實際上，左頁下方的表格就是關於上班族精神疲倦與壓力實感的調查，可見有將近70％的上班族對生活感到有壓力。

而從調查結果來看，也能發現約有13％的人幾乎不覺得有壓力。不論是誰都會有壓力，但確實就是有人會進入壓力狀態，有的人則不會。

我們從以上的結果可以得到一個結論，那就是壓力本身對人體並無害，是否有害皆取決於個人對於壓力的適應能力。關於這一點，漢斯・謝耶是這麼認為：

「最重要的是了解並根據壓力的機制來調整自己的人生態度，才能有效地應付壓力，並讓自己去享受壓力。在面對任何事情時，我們都要設法將不良壓力（Distress）轉變良好壓力（Eustress）。」

總之，既然壓力無可避免，倒不如反過來利用壓力活絡身心，發揮出最大的價值。

（山本晴義）

日常生活中的各種壓力

外部壓力源	①物理刺激＝ 在寒冷、炎熱的環境下作業、海底作業、氣候、輻射線、燒燙傷、凍傷、負傷、噪音、震動、觸電等等。 ②化學刺激＝ 缺氧或氧氣過量、藥物副作用以及有毒物質等等。 ③生物刺激＝ 害蟲、寄生蟲等造成體內產生毒素。
內部壓力源	①心理疲倦刺激＝ 因人際關係、社會生活等累積過多的不良影響，以及因他人言語行為造成情緒方面、精神方面的刺激。生氣、焦躁、不安、恐懼、憎恨、緊張等等。 ②生理疲倦刺激＝ 調職、熬夜打麻將、熬夜讀書、飲食不正常等生活節奏不規律所引起的不良影響。有人認為時差症候群也屬於生理疲倦刺激。

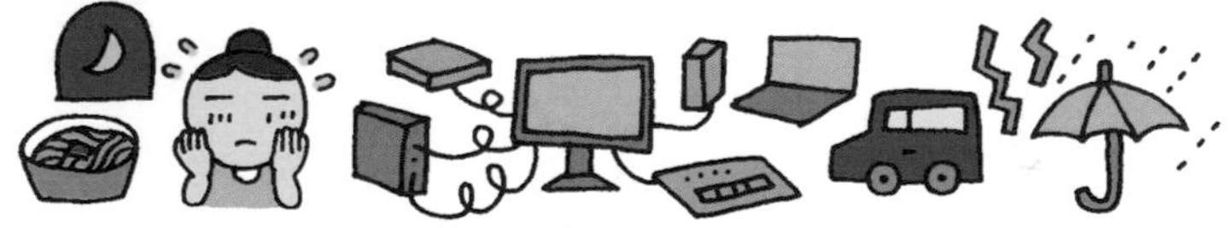

精神疲倦與壓力的實際感受（%）

	全体	35～39歲	40～44歲	45～49歲	50～55歲	東京	大阪
經常	19.8	20.2	19.6	19.8	19.4	16.5	23.0
有時	48.5	50.0	43.1	50.5	50.5	46.5	50.5
不常	18.2	17.3	21.6	13.2	20.4	24.0	12.5
幾乎沒有	13.5	12.5	15.7	16.5	9.7	13.0	14.0

出自「住友銀行調查的上班族體力感受」

性格測驗　看看你的個性容不容易敗給壓力

這是用於「溝通分析」治療的自我性格測驗。這項性格測驗的特徵是能夠看出自己容不容易敗給壓力。請回答以下的問題，是的畫〇，不一定的畫△，不是的畫×，並在第11頁下方的表格內標示出總分。

■父親P（　　）分

1. 當孩子或下屬犯錯時，你會立刻斥責嗎……（　　）
2. 你是嚴格遵守規定的人嗎……（　　）
3. 你會覺得最近的父母都過度溺愛孩子嗎……（　　）
4. 你會非常在意禮節、禮貌嗎……（　　）
5. 你會打斷別人的話，述說自己的想法嗎……（　　）
6. 你會強烈要求別人要有責任感嗎……（　　）
7. 即使是小小的差錯，你也會非常在意嗎……（　　）
8. 你會常說「不行」「一定要」嗎……（　　）
9. 你會覺得必須時時努力追求進步才行嗎……（　　）
10. 你覺得有時必須對孩子（或下屬）採斯巴達式的教育或管理嗎……（　　）

■母親P（　　）分

1. 有人問路時，你會親切地回答嗎……（　　）
2. 別人拜託你的時候，你通常都會答應嗎……（　　）
3. 你喜歡請客嗎（例如：請人吃東西、喝飲料）……（　　）
4. 你屬於常常誇獎、鼓勵孩子或下屬的類型嗎……（　　）
5. 你喜歡照顧別人嗎（例如：當媒人）……（　　）
6. 你看對方的優點多過對方的缺點嗎……（　　）
7. 你會覺得盯孩子的課業很麻煩嗎……（　　）
8. 你會寬恕孩子或下屬的失誤嗎……（　　）
9. 你是容易溝通、商量的人嗎……（　　）
10. 假如經濟上許可的話，你會收養因交通事故失去父母的小孩嗎……（　　）

■A（　　）分

1. 你會注意日常飲食的營養均衡嗎……（　　）
2. 在訓斥孩子或下屬之前，你會先搞清楚事情的來龍去脈嗎……（　　）
3. 你是否會聽取並參考多方意見……（　　）
4. 你是工作效率非常好的人嗎……（　　）
5. 你經常閱讀嗎……（　　）
6. 在教育孩子或下屬時，你會盡量不帶個人情緒嗎……（　　）
7. 你在行動之前會先預想結果嗎……（　　）
8. 你會避免在孩子面前跟配偶吵架嗎……（　　）
9. 身體狀況不佳時，你會盡量不勉強自己嗎……（　　）
10. 遇到麻煩時，你會跟對方冷靜地對話嗎……（　　）

■**自由C（　　）分**

1. 開心或難過時，你會表現在表情或動作上嗎……（　　）
2. 你喜歡在別人面前唱歌嗎……（　　）
3. 你會毫無顧慮地說出自己想說的話嗎……（　　）
4. 你覺得自己是個不受框架限制、富有創造力的人嗎……（　　）
5. 若得不到想要的東西就會不開心嗎……（　　）
6. 你喜歡打扮自己嗎……（　　）
7. 你喜歡跳出框架跟小孩子一起玩耍嗎……（　　）
8. 你喜歡看漫畫書嗎……（　　）
9. 你經常使用「真的嗎」「好厲害」「太酷了」等等的感嘆詞嗎……（　　）
10. 你喜歡跟小孩子或下屬嘻笑玩鬧嗎……（　　）

■**順從C（　　）分**

1. 你會容易多慮，態度消極嗎……（　　）
2. 你會容易覺得憂慮、感到罪惡感嗎……（　　）
3. 你會一直勉強自己，努力讓自己達到別人的期許嗎……（　　）
4. 你會有強烈的自卑感嗎……（　　）
5. 你是平常都很冷靜、穩重，偶爾突然大發雷霆的人嗎……（　　）
6. 你在做事之前會習慣先觀察別人的臉色嗎……（　　）
7. 你在做事時容易受到父母或他人意見的影響嗎……（　　）
8. 你有時會討好小孩或上司嗎……（　　）
9. 對於不喜歡的事情常常隱忍不說嗎……（　　）
10. 即使內心不滿，但表面上還是會假裝很滿足嗎……（　　）

○：2点　△：1点　×：0点

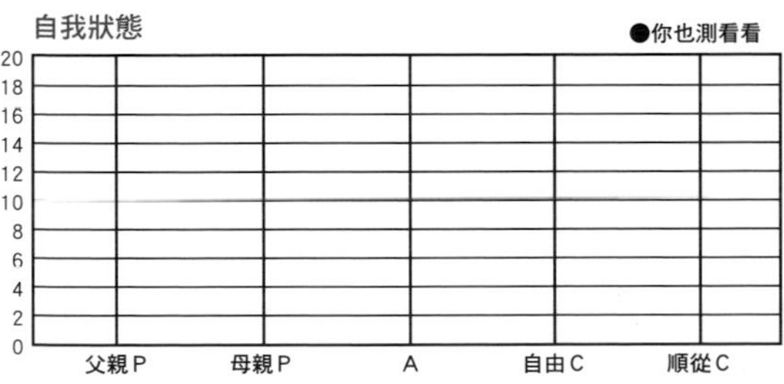

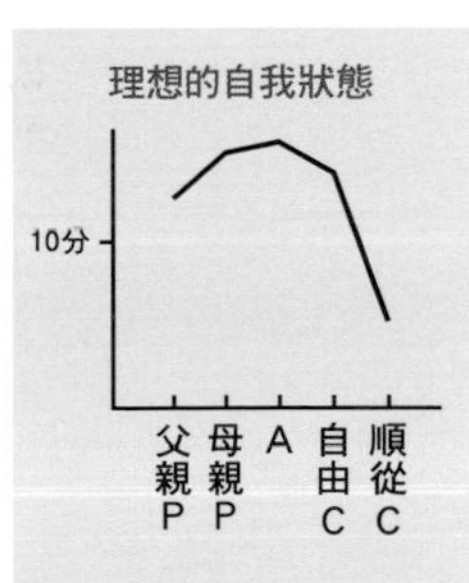

●與理想的自我狀態相比，若有以下的特徵，就是屬於容易敗給壓力的類型。

- 父親P的分數非常高的人。
- 自由C的分數很低、順應C的分數很高的人。

●性格測驗的結果如下所示。

- **父親P**…高分的人較嚴格；低分的人較隨和。
- **母親P**…高分的人喜歡照顧人；低分的人冷淡。
- **A（成人自我）**…高分的人理性主義；低分的人無視現實。
- **自由C**…高分的人隨心所欲；低分低的人畏縮。
- **順從C**…高分的人乖巧；低分的人較放縱。

用【韓式紫蘇葉泡菜】放鬆&促進代謝
有效改善壓力造成的失眠及焦躁感

屬於發酵食品的韓式泡菜富含益生菌

韓式泡菜是韓國的傳統醃漬食品，如今在日本人的餐桌上看見韓式泡菜似乎已是見怪不怪的事。

韓式泡菜的作法是先將白菜、白蘿蔔等蔬菜用鹽巴醃漬，再與辣椒、蔥、薑、蒜等配料混合，使蔬菜發酵與熟成。

這類發酵食品內含大量的比菲德氏菌、乳酸菌等益生菌，具有改善腸道環境的效果，僅僅1g的韓式泡菜就有高達8億株乳酸菌，因此也能改善壓力造成的腹部不適。

另外，韓式泡菜當中的辣椒含有辣椒素，可加速新陳代謝，促進血液循環，改善血管因壓力收縮而造成的血液循環不良，以及肩頸痠痛等問題。

還有，比起醬菜醃白菜等具代表性的日式漬物，韓式泡菜的鹽分相對較少，所以就算是非常在意鹽分攝取量的人，也能夠放心食用。

紫蘇的香氣也能有效改善失眠問題

若在韓式泡菜裡加上「紫蘇」，健康效果會更好。紫蘇富含現代人缺乏的胡蘿蔔素與多酚，能達到抗氧化的效果。

紫蘇原本就是日本人熟悉的食材之一，沁涼舒爽的紫蘇香氣一直都有極佳的舒緩心情功效，能改善壓力過大所造成的失眠問題，以及抑制焦慮煩躁的心情。

在漢方醫學中，紫蘇跟薑一樣是代表性的「行氣」食材，用一道韓式紫蘇葉泡菜就能夠讓人同時足量攝取這兩樣食材。

而且，韓式紫蘇葉泡菜不是藥物，任何人皆可食用，但對於腸胃功能較差的人要注意別吃太多。若能每天持之以恆吃一、兩片紫蘇，效果會比一次大量攝取更好。

（大森正司）

韓式紫蘇葉泡菜的作法

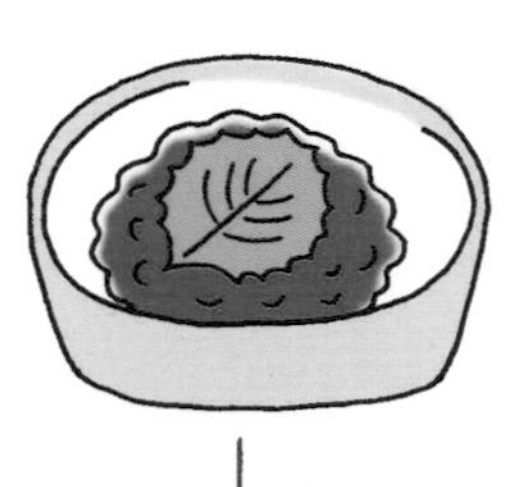

1

把韓式泡菜醬料倒在盤子裡，再鋪上紫蘇葉。

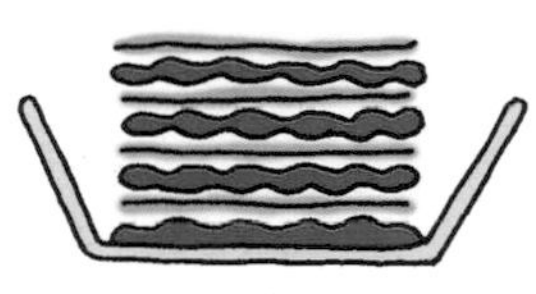

2

以一層醬料、一層紫蘇葉的方式層層堆疊。

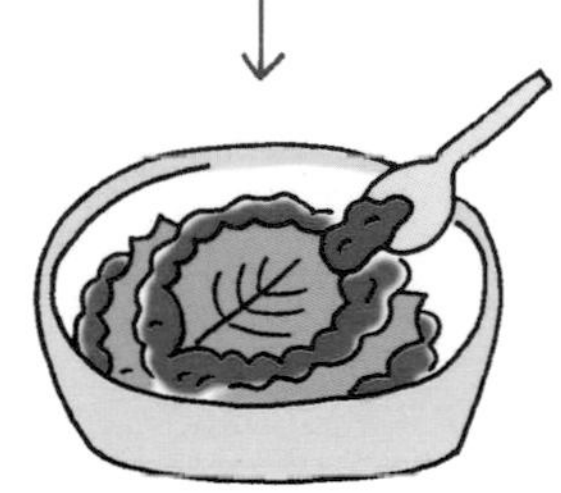

3

將最上層的紫蘇葉抹上醬料即可完成。

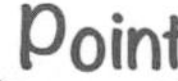

- 喜歡吃韓式泡菜固然是好事，但比起一次吃進大量的泡菜，每天持續吃個一、兩片效果會更好。
- 腸胃功能較弱的人要注意別吃太多。
- 加入蝦醬或青蔥的話，不只味道會更好，健康效果也會升級。

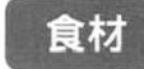

紫蘇葉……30片
韓式泡菜醬料（市售品）……適量

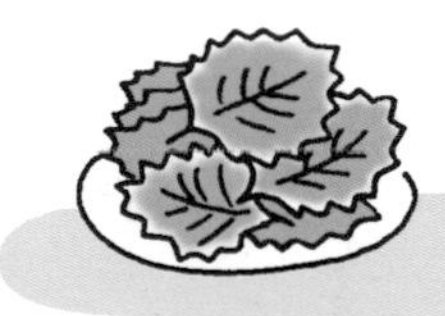

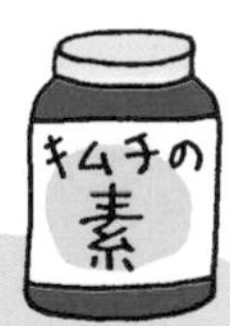

吃法

完成後可立即食用，也可靜置一晚，讓味道更入味。立即食用可以享受紫蘇葉的清脆口感，而醃漬一晚的紫蘇葉吃起來會更有味道。配上白飯一起享用更是絕配！

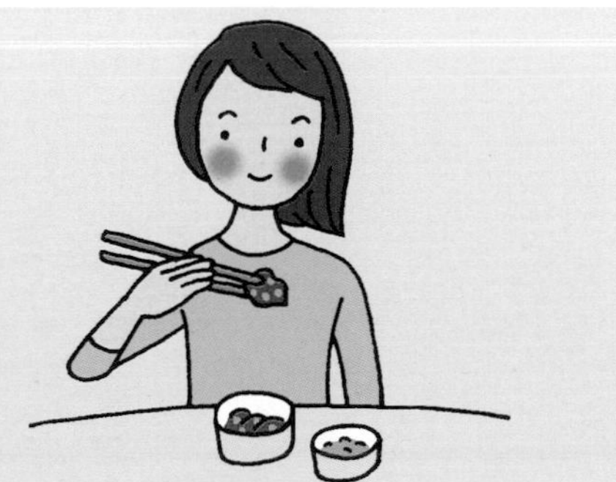

【歡笑】是消除壓力的特效藥。每天一次暢快大笑吧

壓力會引發重大疾病

引起自律神經失調的最大原因就是壓力。

人在有壓力的時候，交感神經就會活絡，造成白血球之中原本應該要攻擊外敵的顆粒球過多，反過來攻擊與破壞自體的組織。

結果就是造成人體免疫力下降、引起便秘或肩頸痠痛等問題，嚴重的甚至還會導致癌症等重大疾病。

若要提升免疫力，最好的方式當然就是排除壓力，但無奈的是壓力並非這麼簡單就能解決。

話雖如此，也不能因為覺得壓力就是「切不斷」的關係而放棄，若放任壓力造成免疫力下降，最後得到的結果就會是「病痛纏身」。

不想因為壓力造成免疫力下降，其實有個非常有效的方法，那就是「大聲歡笑」。這個方法很簡單，任何人都做得到，而且效果奇佳。

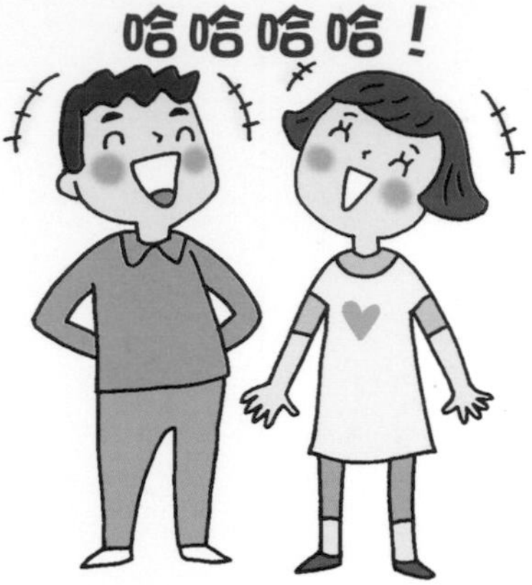

實際上，許多研究都已經證實歡笑能提升免疫力。人體內有個與免疫力相關的自然殺手細胞，曾有人指出癌症患者觀賞了3個小時的日本漫才，開懷大笑以後，體內的自然殺手細胞數量比觀賞前（大笑之前）還要多。

既然怎樣都無法不跟壓力來往，那就主動出擊，藉由歡笑的力量多少減輕一些壓力的影響吧。除此之外，也能讓我們的人際關係更圓滑。

歡笑既能緩和壓力的影響，也能讓人際關係更圓滑，難怪人家都說「笑口常開，好運自然來」。

（水嶋丈雄）

利用對身體無負擔的【半身浴】排出體內代謝廢物與疲勞物質

有效放鬆舒緩因壓力而疲憊的身心

用熱水或冷水泡澡治病的物理性療法，是從古希臘醫生希波克拉底所在的時代一直流傳至今的治療方式，日本的溫泉療養就非常受歡迎。

這種泡澡治病的方式是利用泡澡時的①溫熱作用、②水壓作用、③浮力作用以及④放鬆效果，讓囤積在體內的乳酸等疲勞物質、尿酸或鈉等代謝廢物隨著尿液或汗液一起排出體外，可改善肩頸痠痛、腰痛、痛風、高血壓等身體不適或疾病症狀，也能有效放鬆舒緩因壓力而疲憊的身心。

我推薦各位採用水位大約到肚臍附近的「半身浴」，這種方式更能充分發揮出泡澡的效果。如果是脖子以下都浸在熱水中的全身浴，水的壓力可能會壓迫到我們的心臟與肺部，反倒造成身體負擔，而半身浴就不必擔心這些問題。若覺得泡半身浴時肩膀會冷，可以披上乾毛巾或是用手潑些熱水在肩上。

泡到熱水的身體部分會透過血液將熱能送往全身。大約1分鐘就能在全身完成1次循環，如果熱水溫度在42度以上，由於只能浸泡幾分鐘，循環也會很快就結束，但若是熱水溫度在39度上下，略高於體溫，則大約能浸泡20分鐘左右，血液就會在體內完成20次的循環。

話雖如此，泡澡時間不宜過長，當額頭或鼻頭開始冒汗就該起來休息。熱水澡的溫度可依季節或個人喜好，溫度在38～40度的範圍內。

由於泡澡之後，血液濃度會增加，所以也別忘了補充足夠的水分。

（植田理彥）

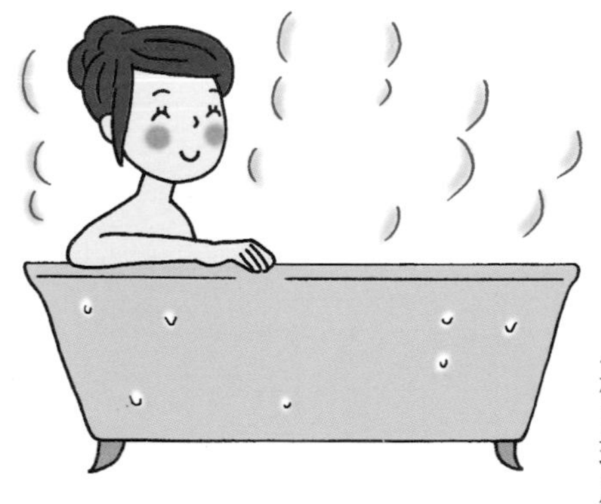

用別名為生命果實的「黑棗」擊退壓力
健康效果絕佳的【紅酒燉黑棗】

富含可讓精神安定的鈣

前蘇聯的高加索地區以長壽聞名，住著許多百歲以上的老人。原產於高加索地區的黑棗在當地被稱為「生命的果實」，是當地人經常食用的水果。

黑棗具有相當高的營養價值，被譽為生命的果實當之無愧。

黑棗當中含有豐富的鈣，不僅能夠預防骨質疏鬆症，還能穩定精神、調節血壓、幫助心臟跳動、維持肌肉穩定收縮。此外，黑棗也含有大量的鎂，能舒緩肌肉收縮，再配合上能夠穩定精神的鈣質，一小顆黑棗同時就能發揮出鈣與鎂各自的效果。黑棗還含有鐵質（消除倦怠感）、鉀（改善高血壓、失眠、便秘）、膳食纖維（改善便祕、減少壞膽固醇）等營養成分，紫色的色素成分也具有抑制活性氧的效果。

能有效減少壓力並同時維持身體健康

這裡介紹的是以紅酒燉煮黑棗乾的紅酒燉黑棗，不只完整保留黑棗的營養，並將原本清脆的黑棗乾燉成軟綿的口感，也煮出在黑棗乾中濃縮的甜份，不論是誰都無法抵抗這份美味。

另外，紅酒也有幾個功效，包含①有助體內增加好膽固醇、②防止體內合成氧化的壞膽固醇、③預防心臟病及腦中風，因此這道紅酒燉黑棗不只能夠用來對付壓力，也能有效提升身體健康。用一杯紅酒泡幾顆燉黑棗，睡前喝上一杯一定能夠好好入睡。

（野村喜重郎）

■黑棗（乾）的營養價值（100g可食用部位）

熱量	235kcal
蛋白質	2.5g
碳水化合物	62.4g
膳食纖維	7.2g
鐵	1.0mg
鉀	480mg
鈣	39mg
鎂	40mg
維生素A	1300μg
維生素B_1	0.07mg

出自「七訂食品成分表」

紅酒燉黑棗的作法

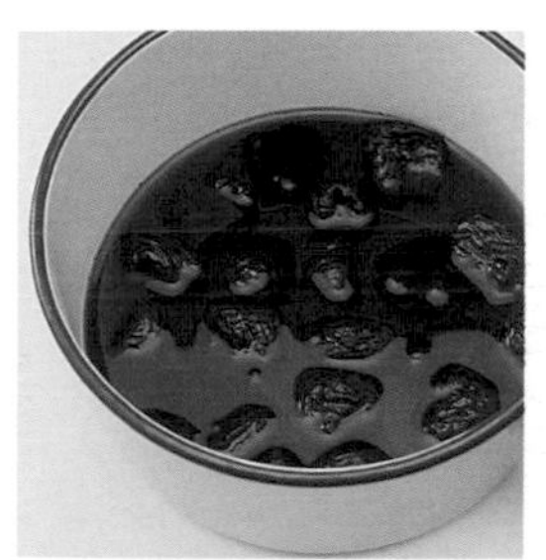

1 準備材料。黑棗與紅酒的重量比例大概為1：1.5，這樣比較好記。

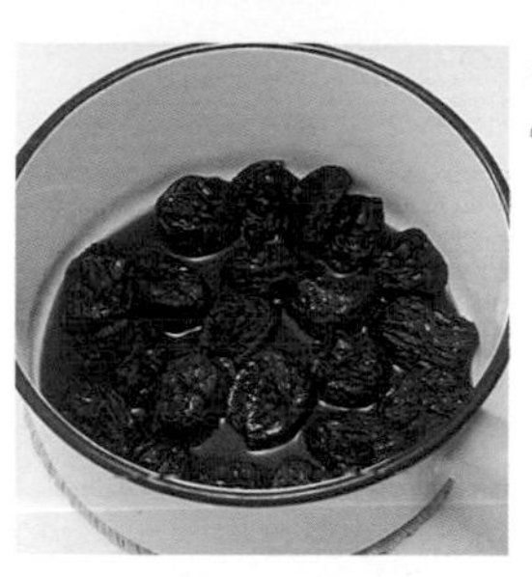

2 把黑棗與紅酒放入鍋中，浸泡30～40分鐘，讓黑棗慢慢泡發。

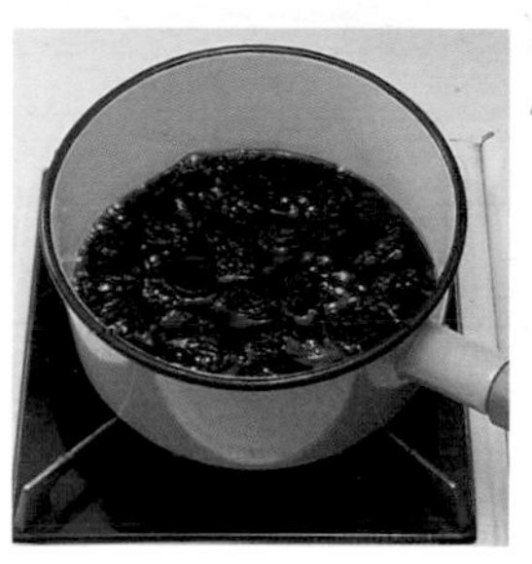

3 開中強火加熱，不必加蓋，沸騰以後以同樣的火候將酒精煮到蒸發，大約30秒左右。

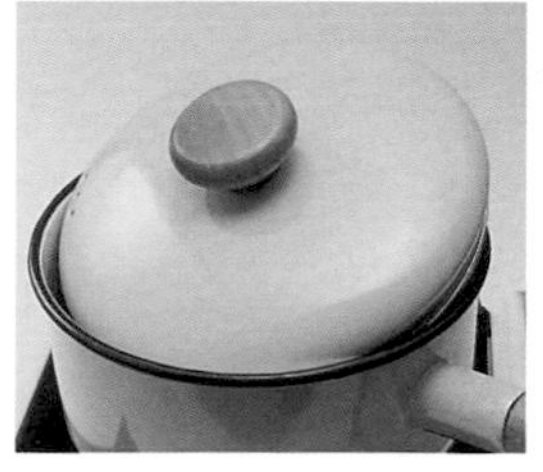

4 酒味變淡之後，放上鍋蓋但不用蓋緊，以小火燉煮7～8分鐘。關火後靜置冷卻。

Point

- 每天可食用3～5顆。
- 若希望改善貧血等問題，每天可增加至10顆。
- 冷藏可保存2星期。

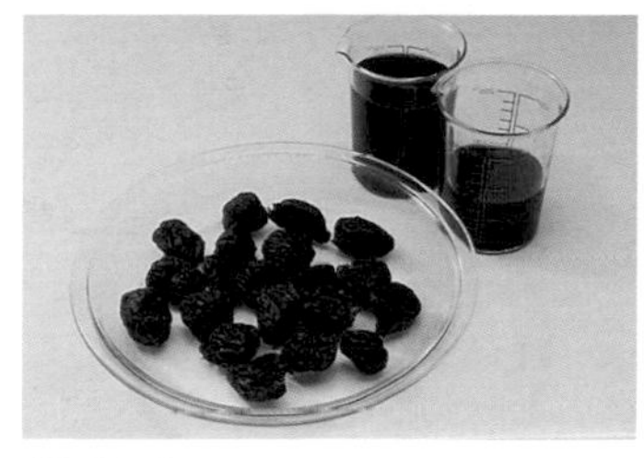

食材 4～7天份

黑棗（乾）……200g（約20顆）
紅酒……300㎖

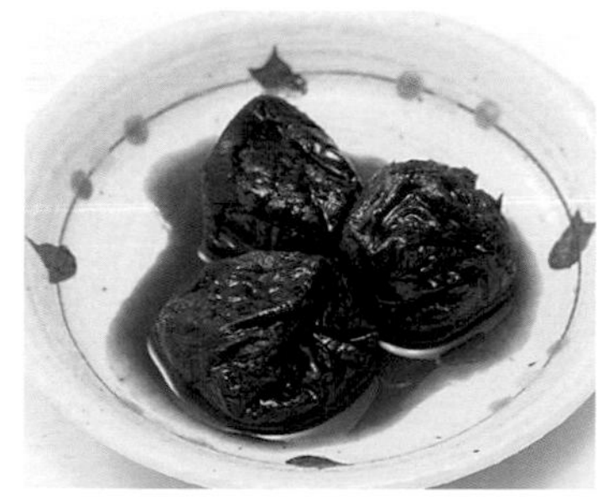

5 完成。鍋子裡殘留一些紅酒汁也沒關係，這樣的黑棗會更加有風味。

五穀＋羊棲菜打造完美的營養成分

用【五穀羊棲菜】打造抗壓體質

1天吃1次 有益身體健康

五穀羊棲菜飯是將五穀（黑米、薏仁、大麥片、紅米、小米）加上羊棲菜，再與白米一起蒸煮的雜糧飯。

五穀含有豐富的膳食纖維與礦物質，對於調整身體狀態有極佳的效果，若五穀再加上羊棲菜的話，效果則更加明顯。每100g的牛奶有100mg的鈣質、菠菜則有49mg，都是富含鈣質的食材，但是還遠遠比不上羊棲菜，因為每100g的羊棲菜的鈣質就高達1400mg。

當血液中的鈣離子不足時，我們就會情緒焦躁，也容易產生壓力，因此羊棲菜可說是對抗壓力的最佳食材，多食有益。

此外，羊棲菜還含有豐富的鐵質，鐵質不足除了會造成最常見的貧血之外，也會引起手腳冰冷、肩頸痠痛、神經過敏、注意力不集中、暈眩、心悸等症狀。

而這些症狀也有可能是壓力所致，因此多多攝取羊棲菜也能夠防止這些症狀的惡化。

使用富含膳食纖維與礦物質的五穀雜糧搭配富含鐵質、鈣質的羊棲菜做成五穀羊棲菜，可說是調整身體狀態並對抗壓力的理想餐點。

（杉崎清子）

■ 日本的五穀雜糧 ■

赤米

赤米是日本古代的原生稻種之一，具有溫熱身體的作用，手腳冰冷的人適合多多攝取。

小米

含有豐富的鐵質，有助改善貧血問題。也含有大量的必須胺基酸，有助改善失眠等問題。

薏仁

富含維生素B群。中醫認為薏仁具有利尿等效果，亦可養顏美容。

紫米

日本又稱為古代米。富含礦物質與維生素B群，以及花青素系色素。

燕麥

富含膳食纖維，有助於消化。鈣質含量是白米的將近4倍。

五穀羊棲菜的作法

Point

- 早、中、晚皆可食用。
- 食用量約為1碗。
- 可從右頁中挑選喜歡的雜糧米。

食材 6～7餐份

5種的雜糧米……各1小匙
乾燥羊棲菜……約20g（可依個人喜好調整）
白米…3杯

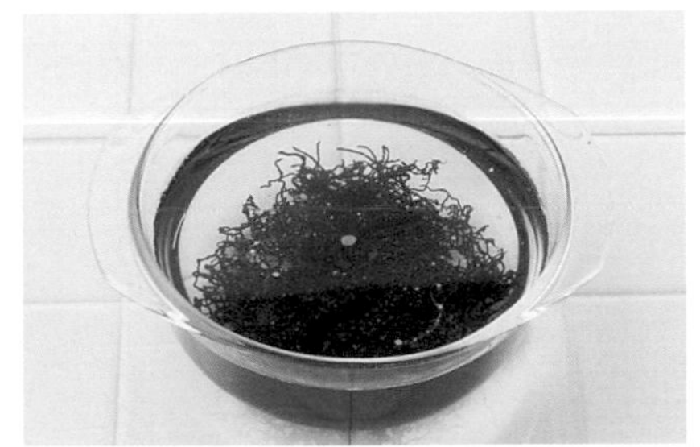

1 把乾燥羊棲菜泡在冷水中約30分鐘至膨脹即可。

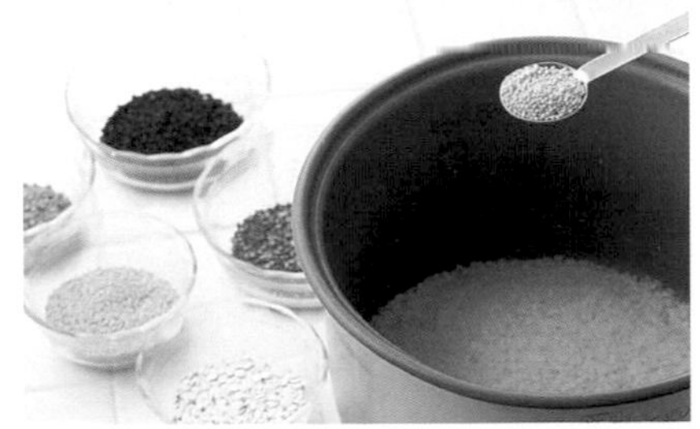

2 把白米及5種雜糧米放入飯鍋內，清洗乾淨。

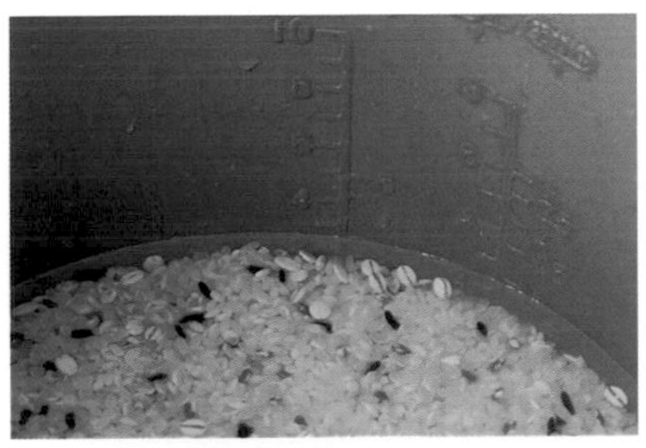

3 依白米量添加對應的水量。上圖為3杯米的分量。

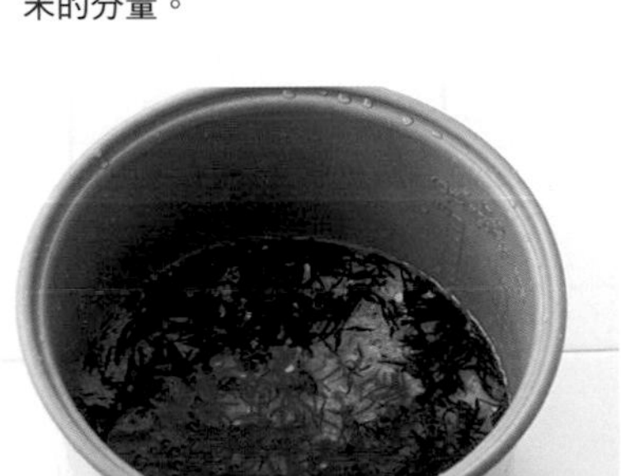

4 把泡開的羊棲菜鋪在最上層。用量可依個人喜好調整。

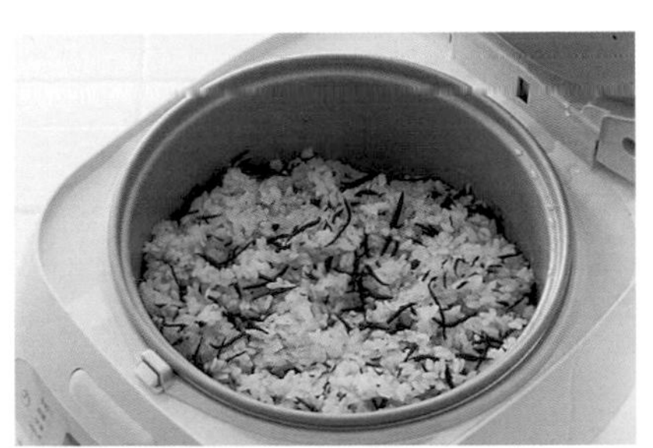

5 以一般煮飯程序炊煮即可。

高血壓、手腳冰冷、慢性疲勞症候群、掉髮……用【黑豆飯】消除各種壓力性的不適症狀

具有清澈血液並擴張血管的雙重效果，有助於安定血壓

黑豆是一種具有多種功效的食材，其中特別值得注意的就是改善血液循環的效果。

由於黑豆同時具有能「使血液變清澈」以及「擴張血管」的成分，在這兩種成分的相乘之下，便發揮出促進血液循環的效果。

我看過許多高血壓的患者在聽從建議，食用黑豆飯以後，血壓都回到了正常範圍。

有時壓力過大也會讓血壓升高，這時便能夠借助黑豆飯的效果，讓血壓保持在穩定的狀態。

促進血液循環也能舒緩壓力引起的症狀

黑豆飯還可擴張因壓力過大而收縮的血管，改善血液循環不良的問題。

血液循環不良會讓身體出現各種毛病。最常見的問題就是手腳冰冷，有時甚至嚴重到讓人半夜睡不著覺。血液循環不良還會讓排泄器官的功能變差，造成便秘。有些人在食用黑豆飯以後，都看得出這些症狀有效獲得改善。還有患者表示原本失眠、耳鳴、慢性疲勞症候群也在吃了黑豆飯之後消失了。

中醫自古以來就認為黑豆是護髮的好食材，的確有些人在改吃黑豆飯以後便減少白髮與掉髮的問題，重現烏黑秀髮。可見因壓力而造成頭髮受損時，確實有機會透過黑豆的效果使頭髮重獲新生。

（野崎豐）

■ 光靠黑豆就有這麼明顯的改善！

症狀	年齡	多久見效	變化
高血壓	50歲	2 週	從180mmHg 降低至130mmHg
低血壓	30歲	1 週	起身不再頭昏眼花
白髮、掉髮	70歲	2 個月	2個月後老婆發現改變，6個月後周遭的人驚呼
飛蚊症	60歲	1 週	1星期左右開始減緩症狀，1個月後完全改善
耳鳴	50歲	2 天	耳鳴的問題消失
便祕	60歲	2 個月	便祕的問題改善
失眠	50歲	1 個月	持續15年的失眠問題改善

黑豆飯的作法

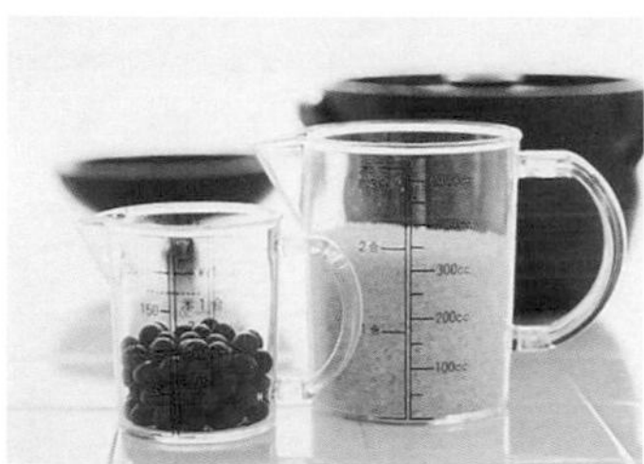

食材 4～5碗份

黑豆……½杯

米……2杯

水……500mℓ

Point

- 盡量1天吃1碗。
- 避免放在飯鍋中保溫，盡可能當天食用完畢。
- 可將炒過的黑豆以閉密容器冷藏保存。
- 也可以把黑豆泡水之後再跟白米一起煮成黑豆飯，但用炒的黑豆不僅作法更簡單，黑豆飯的香氣也會更明顯。

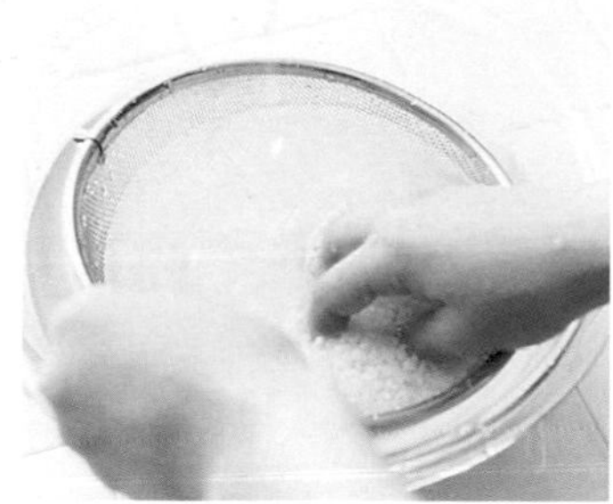

1 用清水淘米，直到洗米水不再白濁。放入500mℓ的清水，浸泡30分鐘。

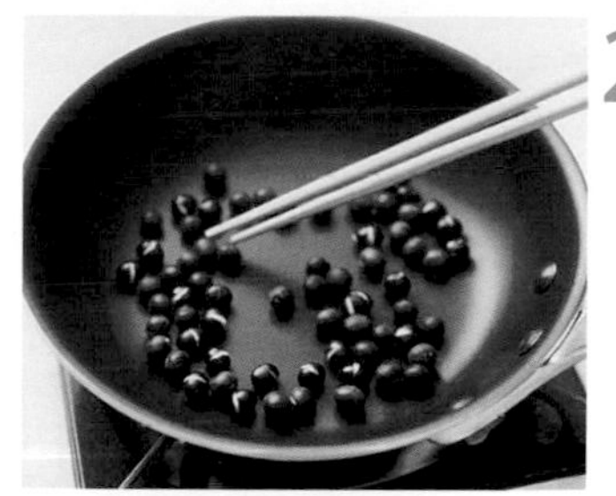

2 用清水將黑豆稍微清洗，瀝乾水分後直接放入平底鍋乾炒約15分鐘，炒到豆皮破裂即可。不用加油。

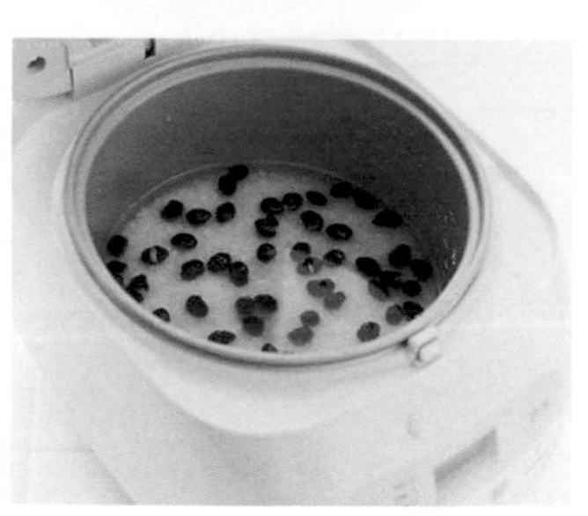

3 把步驟1的黑豆倒入飯鍋。

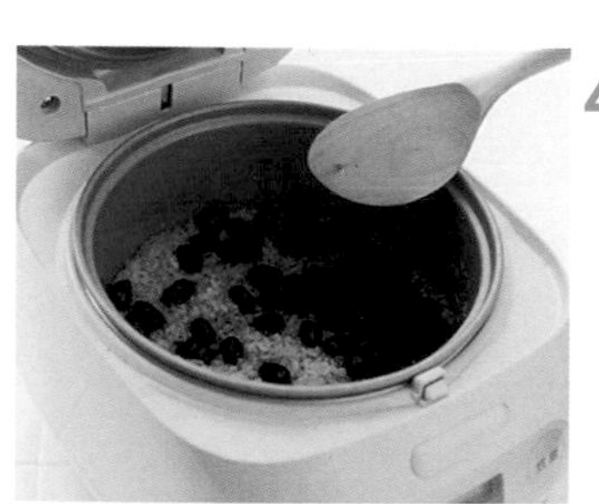

4 煮完後再燜10分鐘左右，用飯匙拌勻即可完成。

消除壓力症狀的【穴道按摩操】

當精神上的疲倦或外界刺激造成自律神經失調時，身體就會出現壓力反應，產生慢性疲勞症候群的症狀。這是身體在面對各種異常刺激時用來保持穩定狀態的適應現象，但長期持續的刺激會讓身體愈來愈難保持穩定狀態，進而出現具體的壓力症狀。壓力症狀不僅是造成身體不適的根源，當多個症狀變嚴重時，還可能會造成憂鬱症等疾病。

此篇介紹的是能消除壓力症狀的穴道按摩操，請各位每天按壓數次，試著改善壓力症狀。

（星虎男）

STEP 1

先做 頸部的穴道按摩

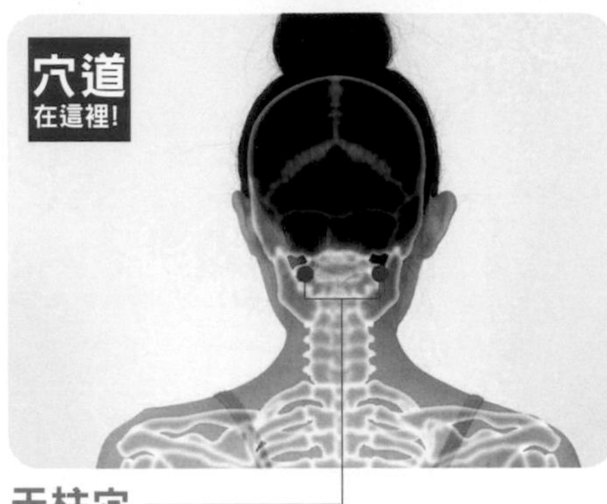

天柱穴

頸後的髮際往兩側有2塊突起的肌肉（斜方肌），肌肉外側下凹處即是天柱穴。

用大拇指按摩穴道

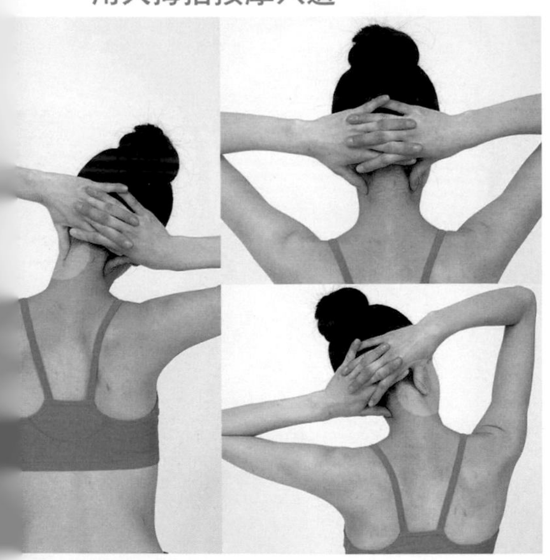

❶雙手除了大拇指之外的4隻手指相扣並放在後腦杓，再將兩隻大拇指分別抵在左右兩側的穴道上，先把頭向左傾，吐氣3秒並同時用右手大拇指按壓穴道，再一邊吸氣3秒，一邊把頭部轉正。
❷左右兩邊輪流做5～6次。

STEP 2
接著 頭部的穴道按摩

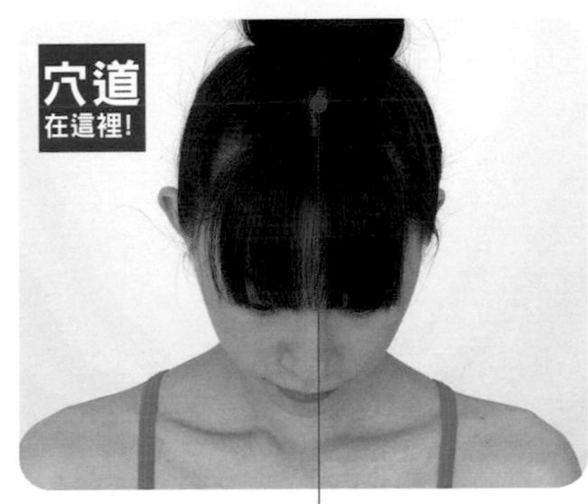

百會穴

位於頭頂正中間，就在兩耳尖的連線與眉間向頭頂延伸線的交叉點。

用中指按摩穴道

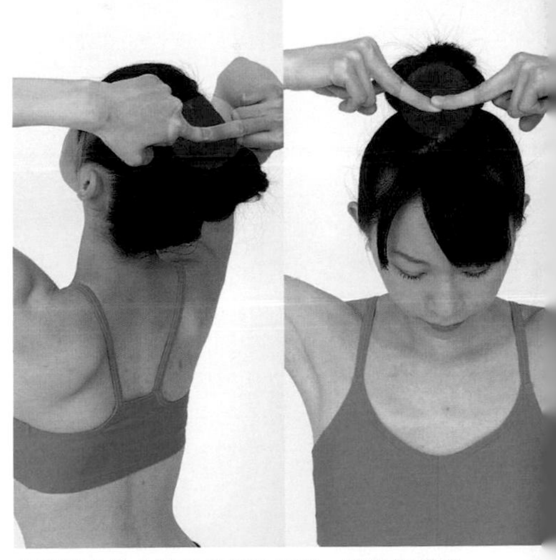

❶將雙手的中指交疊抵住穴道，然後把雙臂往後拉。
❷吸氣與吐氣各維持3秒，吸氣時把身體往後仰並用力，吐氣時放鬆，然後回到原本的姿勢。進行5～6次。

STEP 3
最後 指壓腹部穴道

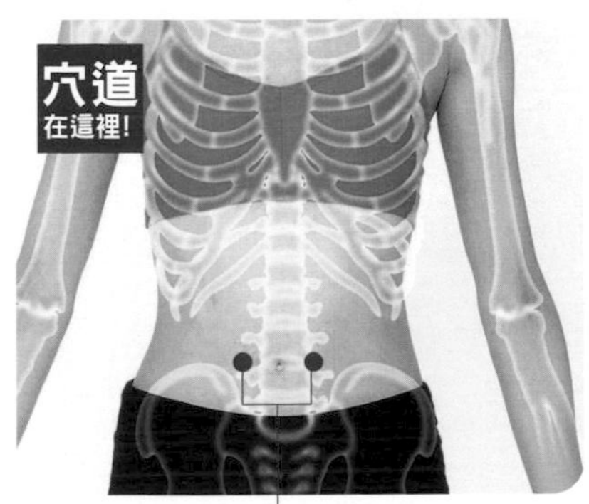

天樞穴

位於肚臍兩側約3指（食指到無名指）處，剛好位於肚臍兩側的腹直肌上。

仰躺指壓

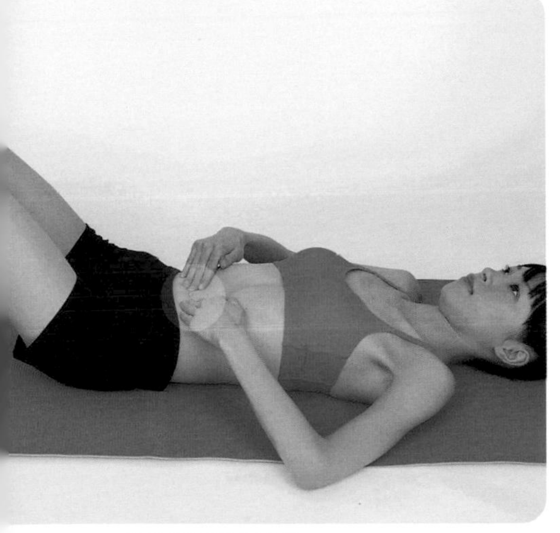

❶仰躺並彎曲膝蓋。
❷將雙手的食指到小指放在左右兩側的穴道上，同時用手指按壓穴道。吸氣時用力按，吐氣時放鬆，吸氣與吐氣各維持3秒。進行5～6次。

透過【芳香療法】重振精神，以草本精油療癒因壓力疲憊的身心

具有恢復體力、消除壓力、放鬆舒緩的效果

「Aromatherapy」的中文為芳香療法，其中「Aroma」表示芬芳，「Therapy」則是治療、療法，結合了「香氣」與「治療」兩大元素。

所謂的芳香療法，即是使用萃取自植物等物質的天然精油促進身心健康的一種自然療法。

天然精油約有200種，每一種精油都有各自獨特的性質，促進身心的效果也各不相同。

找出自己喜歡的香氣，並了解各種精油的功效，就可以利用天然精油，恢復體力、消除壓力、放鬆身心，有效改善各種問題。

濃縮了植物力量的天然精油從皮膚、鼻腔滲入，到達血管及腦部

首先，來說明一下芳香對於我們的身心會有哪些作用與影響。

●從鼻腔到達腦部

我們的鼻腔深處接收到芳香成分的資訊後，身體就會將這些資訊轉換成電流訊號並傳達到腦部，並傳達給掌管情感的大腦邊緣系統或掌管記憶的海馬迴，以及調節自律神經、內分泌、免疫作用的下視丘。

這些對腦部造成的刺激，就會進一步影響到我們的身心。

●透過皮膚吸收到達全身

天然精油的特質是分子很小，屬於容易被肌膚吸收的親油性，將植物油加上精油再塗抹在肌膚上，就會有非常好的吸收效果。

有些精油可以抑制肌膚表面產生細菌、抗發炎，也有研究指出精油的美容功效。

精油不只能保護與活化表皮肌膚，滲入體內的成分也作用於體內細胞。

天然精油都是萃取自植物的花朵、葉片、果實、根部、樹脂等等。

1000kg的玫瑰花能萃取出的精油僅有250～300g，可見天然精油有多麼珍貴，濃縮了植物最精華的力量。

（佐佐木薫）

7大類的芳香精油

天然精油的香氣大致上可分為7大類型，使用同一類型的精油進行調和是最簡單的。

木質調

茶樹
雪松
絲柏
尤加利
等等

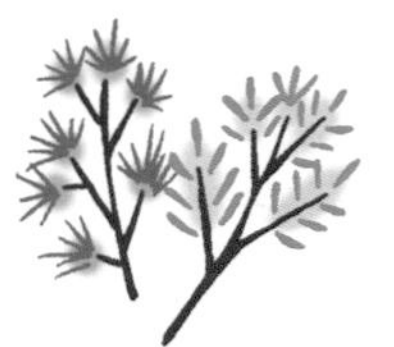

- 提振精神
- 恢復精力
- 放鬆身心
- 提升專注力
- 安定情緒
- 心情明朗
- 助眠

東方調

白檀木
廣藿香
香根草
等等

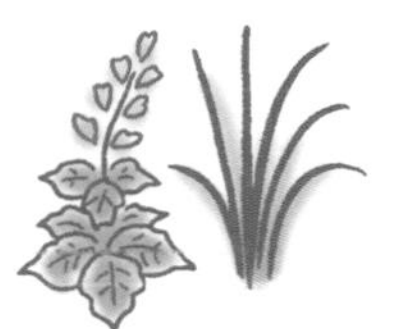

香本調

麝香鼠尾草
歐薄荷
迷迭香
甜茴香
等等

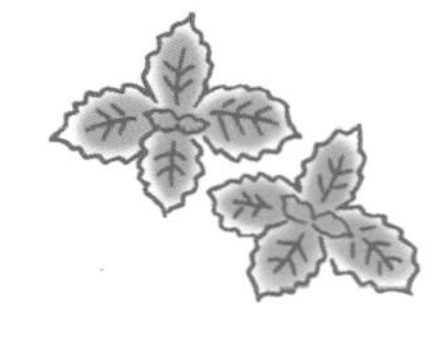

辛香調

肉桂葉
薑
黑胡椒
等等

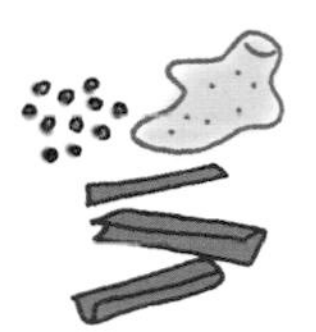

柑橘調

葡萄柚
佛手柑
檸檬
等等

樹脂調

乳香
安息香
沒藥
等等

花香調

薰衣草
玫瑰
茉莉花
洋甘菊
等等

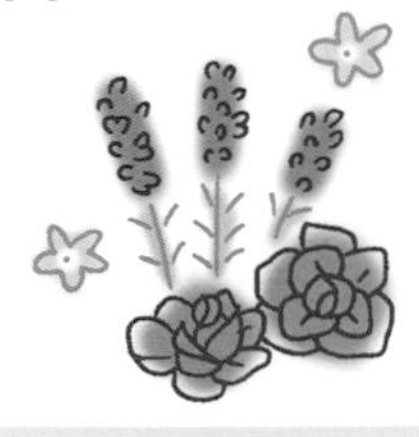

初學者也能輕鬆上手的推薦【精油】

不必拘泥於功效，使用自己覺得舒服的精油即可

應該有許多人都覺得天然精油的種類實在多到難以全部了解。我們就來為各位介紹幾種有效舒緩壓力，而且也比較容易取得的天然精油。

每一種天然精油都有各自的功效，但也不需要堅持「覺得焦躁的時候一定要用這款」、「想讓心情暢快就一定要用那款」。就算是同一款天然精油，在不同狀態下使用就會有不同的感受。請各位還是依照當天的身體狀況、天氣、心情等等，使用自己覺得最舒服的天然精油吧。

（佐佐木薰）

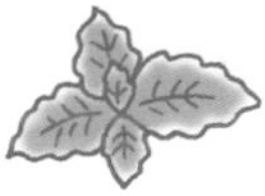

葡萄柚

葡萄柚本身的香氣便具有提振精神的效果，能夠讓人恢復力氣，一掃陰霾的心情。另外，葡萄柚還可促進身體分泌激素，有助體脂肪的燃燒，是很好的減脂食材，也能有效抑制壓力所造成的暴飲暴食。

歐薄荷

散發薄荷醇的清涼氣味，提振精神的效果極佳。薄荷有著人人喜愛的涼快感，也是口香糖或牙膏當中常見的成分。能夠緩和激動情緒、消除疲勞，也有提升專注力的效果。

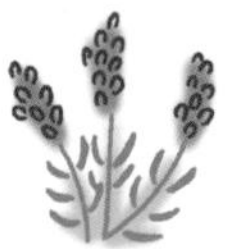

天竺葵

天竺葵精油萃取自天竺葵的葉片，含有與玫瑰精油一樣的成分，因此跟玫瑰一樣帶著花朵的芬芳，能夠讓人心情變好，並且舒緩不安與憂鬱的情緒。此外，還具有利尿作用。常用於身體按摩，舒緩肩頸痠痛、肌肉疼痛等問題。

薰衣草

芬芳清香，時而濃郁，時而帶有淡淡的木頭香味，香氣豐富且具有層次。薰衣草精油廣受喜愛，是芳香療法中不可缺少的存在，可舒緩緊張及壓力，有助入眠。

排解壓力、緩解憂鬱心情

根據壓力、憂鬱情緒等活用各種精油的【香氣處方籤】

（請參考28頁）

精油是芳香療法的主角 要選擇優質且值得信賴的產品

芳香療法不需要特別的工具，只要準備好精油，就能夠充分發揮效果。不過在開始進行芳香療法之前，請先確認這幾個注意事項。

●購買值得信賴的產品

購買芳香精油前，一定要確認是不是萃取自植物的天然精油，最好挑選產品標示上清楚寫出「精油名稱、學名、原產地、萃取部位（萃取自植物的哪個部位）、萃取方式」的產品。另外，也要確認產品包裝是否有標示進口來源國、製造商、使用說明等。

就像我們在第24頁介紹的，使用在身體的芳香精油會經由各種管道作用並影響我們的身心，所以還是要使用能夠信任的產品。

●挑選2～3種精油，可各自分別使用，也可同時搭配

使用芳香精油時，我們可以按照自己的心情，分別使用不同的精油，也可以把精油混在一起使用，不管哪一種都是很好的享受。

●使用時的注意事項

使用芳香精油時請遵守以下事項。

①抹在肌膚上的精油一定要先稀釋

1滴精油（約0．05㎖）加上5㎖的基底油（植物油），將精油濃度稀釋到1％以下。塗抹於敏感肌膚或臉部時，濃度則稀釋到0．5％以下。

②不可食用

芳香精油不可食用，就算是稀釋過的精油也不行。

③要進行過敏測試

初次使用前先將濃度1％以下的精油塗抹在手臂內側的肌膚，30分鐘後若無異狀即可使用。有過敏體質、敏感肌膚的人要格外注意。

④用具有遮光效果的瓶子保存，並請於半年至1年內使用完畢

芳香精油非常敏感，要保存在避光、乾燥的環境中，並且趁著尚未變質前使用完畢。

遵守以上的事項，各位也能好好活用芳香精油！

（佐佐木薰）

浴鹽

趕走憂鬱心情

自製帶有芳香精油香氣的浴鹽，
舒緩不安及緊張情緒。

材料（1次份）

花梨木精油⋯⋯2滴
薰衣草精油⋯⋯1滴
白檀木精油⋯⋯2滴
天然鹽⋯⋯1小匙

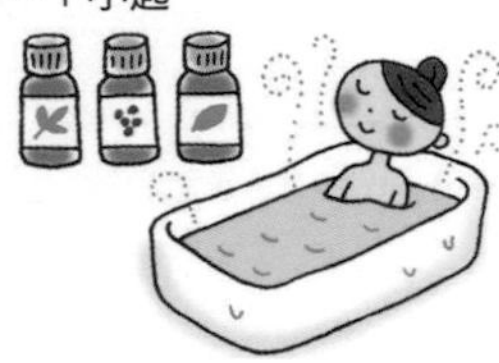

1 將精油與天然鹽混合均勻。
2 浴缸內放熱水，加入步驟1攪拌均勻。
〈使用方式〉要泡澡時再將精油與天然鹽倒入水中，讓脖子以下的身軀都浸泡到熱水。

馬克杯芳香浴

消除壓力

用2種芳香精油消除身心疲倦。

材料（1次份）

Ⓐ 乳香精油⋯⋯1滴
　 薰衣草精油⋯⋯1滴
熱水或冷水⋯⋯馬克杯8分滿
〈工具〉⋯⋯馬克杯

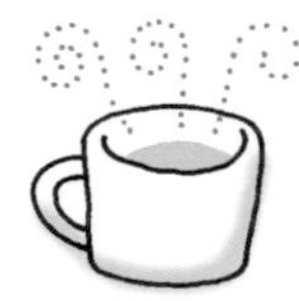
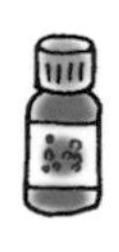
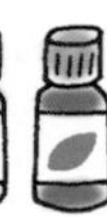

馬克杯裝熱水或冷水至8分滿，並將材料Ⓐ滴在杯中。
〈使用方式〉把鼻子湊近飄出香氣的馬克杯，慢慢深呼吸。

溫貼布

消除煩躁焦慮

用芳香精油的香氣與濕毛巾的熱度
讓心情平靜。

材料（1次份）

歐薄荷精油⋯⋯1滴
紅橘精油⋯⋯2滴
熱水⋯⋯1個臉盆的量
〈工具〉⋯⋯臉盆、乾毛巾、濕毛巾

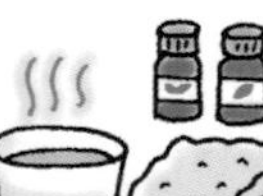

臉盆裝滿熱水，滴入歐薄荷精油與紅橘精油。
〈使用方式〉
①把摺起來的乾毛巾放入臉盆中，並用毛巾撈起浮在水面上的精油。
②把毛巾擰乾，放在肚子上熱敷，注意別讓精油直接接觸到肌膚。蓋上一條溫熱的濕毛巾，讓溫度不要太快下降，如此一來效果會更顯著。

手帕芳香浴

消除壓力

用尤加利的簡樸香氣讓心情放鬆。

材料（1次份）

尤加利精油⋯⋯1滴
〈工具〉⋯⋯棉布手帕

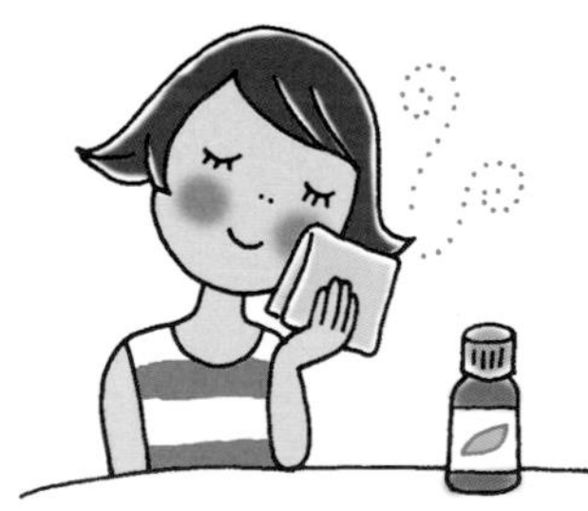

把尤加利精油滴在手帕上。
〈使用方式〉把鼻子湊近手帕，慢慢深呼吸。

簡易芳療一起來試試！

葡萄柚身體磨砂膏

用香氣柔和且有效提振精神的葡萄柚精油自製身體磨砂膏。
發揮天然鹽的發汗效果讓身體變輕盈，是最棒的享受。

材料（1次份）

葡萄柚精油……2滴
玫瑰草精油……1滴
荷荷芭油……1大匙
天然鹽（微粒）……1大匙
〈工具〉……量匙、研缽

1 把天然鹽放入研缽，用研杵將鹽巴磨成粉狀。
2 倒入荷荷芭油，攪拌均勻。
3 滴入葡萄柚精油、玫瑰草精油，攪拌均勻。

〈使用方式〉
①在泡澡等過程中，待腳踝、手肘、膝蓋等部位的肌膚軟化後，取少量的磨砂膏放在手掌上，輕輕按摩這些部位。
②用溫水輕輕洗淨。

薰衣草面膜

利用敷面膜時間冥想，藉由薰衣草的香氣安穩心神。
不只能帶走臉部髒污，還有殺菌作用，有效預防粉刺。

材料（1次份）

薰衣草精油……1滴
黏土（高嶺土）……3大匙
純水……2大匙
〈工具〉……量匙、研缽

1 把黏土放入研缽中，再倒入純水，靜置片刻。待黏土吸收水分後，攪拌均勻成糊狀。
2 滴入薰衣草精油，攪拌均勻。

〈使用方式〉
①洗臉後擦乾，將泥膜均勻塗在臉上，避免抹到眼睛與嘴巴。
②敷3～5分鐘後，用溫水洗去臉上的泥膜。
③擦乾臉上的水漬，塗抹乳液以維持肌膚狀況。
＊若肌膚感覺異常，請立即用水洗淨。

芳香療法香油

混和數種芳香精油調和而成的奢華香油，發揮出相乘的效果。
少量塗抹在手腕或耳後，便足以使人心情愉悅。

材料（5mℓ）

Ⓐ
- 茉莉精油……2滴
- 玫瑰精油……1滴
- 白檀木精油……5滴
- 薰衣草精油……3滴

荷荷芭油……10mℓ
〈工具〉……量杯、玻璃棒、遮光瓶

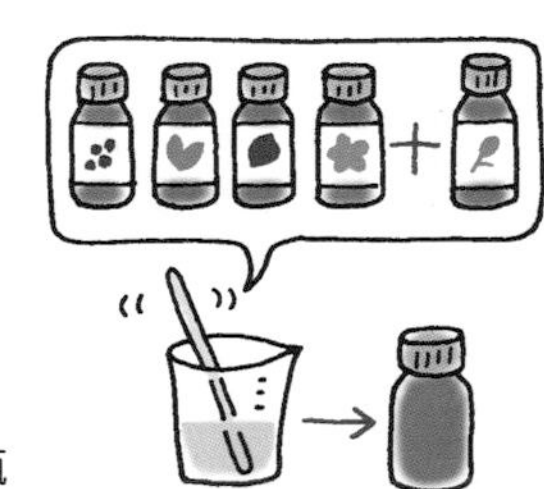

1 把荷荷芭油倒入量杯，再加入Ⓐ材料。
2 用玻璃棒攪拌均勻，倒入遮光瓶。

〈使用方式〉少量塗抹於手腕或耳後。
〈保存〉請放置陰涼處，於1個月內使用完。

藉由【走圓圈】放空思緒，讓過勞的大腦休息，擺脫壓力

專注於走圓圈，腦袋就沒空去想其他事

在壓力過大的狀態下，我們腦袋的處理器早就已經過熱了。費盡心思，絞盡腦汁，處理完這件事之後，又得趕緊繼續處理下一件事才行……腦袋裡面總是塞滿了煩惱和要思考的事情，長久下來根本就沒有時間可以休息。清醒時已經想個不停，就連睡覺的時候也夢到煩心事，腦袋真的是完全處在壓力狀態下。

要讓這樣過勞的腦袋好好休息，最重要的當然就是「什麼都別想」，但這真的是一件很難做到的事。就像禪的終極目標是「到達無我的境界」，要做到無心就必須修行。我們普通人就算告訴自己別再思考，還是會忍不住想東想西。

要讓腦袋放空、讓大腦好好休息，最好的辦法就是「全神貫注地活動身體」。所以本篇要介紹「走圓圈」的動作給各位。

方法很簡單，只要找一個直徑1m的圓圈，一邊慢慢深呼吸，一邊在圓圈上持續走10～20分鐘，每天做一次即可。只要5分鐘就會開始見效，所以就連忙碌的人也能輕鬆做到。

當我們集中精神保持身體平衡，努力不讓自己掉出圓圈時，腦中的雜念自然就會消失，也不會再想到平日的人際關係、工作煩惱與各種壓力。善於讓思緒歸零的人都能夠與壓力和平相處，因為他們懂得讓運轉過熱的腦袋冷卻下來。

一旦減少了煩惱及胡思亂想，自律神經就會正常作用，血液循環自然就會變好。另外，深呼吸能讓氧氣緩慢地進入肺部深處，這比普通的呼吸方式更不浪費體內的氧氣。因此，也能避免發生體內產生過多的活性氧，可促進身體健康並預防疾病發生。

繞圈走的動作不會占用太多時間，而且在家裡就能做，還有助於解決運動不足的問題。請各位務必試試這個動作，讓自己全神貫注在雙腳與身體平衡，享受這段解放壓力的時光。

（謝炳鑑）

走圓圈的方式

基本篇

●走圓圈四步驟●

步驟1 準備一個直徑1m的圓圈。

步驟2 抬頭挺胸，慢慢走在圓圈上。

步驟3 雙手放鬆平舉，與地板保持平行。

步驟4 注意走路時不要外八或內八。

Point

- 每天走10～20分鐘。
- 體力較差或忙碌的人，也可以做5分鐘就好。

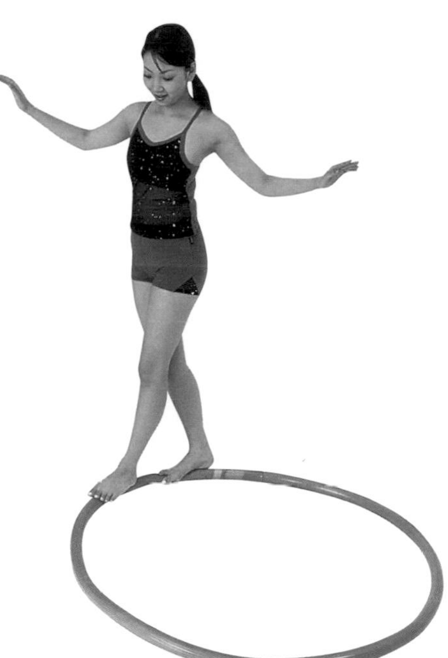

準備

使用現有的工具在地板上擺出一個直徑1m的圓圈。照片中的圓圈是使用綁報紙的塑膠繩，各位也可以使用布條或紙條等材料連接成一個圈。不要使用電線等材料，以免發生危險。

番外篇

難易度★☆☆☆☆
初學者可以先牽著另一個人的手，一起走圓圈。

難易度★★★☆☆
習慣基本的走圓圈後，試著看向正前方，不要低頭看著腳。

難易度★★★★☆
能輕鬆走圓圈時，可嘗試抬頭往上看。雙手上舉保持平衡，能走得更輕鬆。

難易度★★★★★
閉著眼睛走圓圈，適合高手挑戰。先試著走完5圈吧！

遍布穴道的雙耳是顯示全身狀態的器官
透過【刺激耳穴道】自我改善壓力症狀

身體不舒服的時候，按壓耳朵上相對應的部位就會有反應

我們耳朵的形狀就跟胎兒在媽媽肚子裡的姿勢一模一樣，具備如此形狀的耳朵反應著我們全身的狀態。當身體某個部位不舒服時按壓耳朵上相對應的位置，耳朵就一定會有反應。

例如：有腰痛問題的話，耳朵上「腰痛區域」的部位就會有血管浮出、表面凸起、一壓就痛等反應。此時按壓、搓揉耳朵上出現反應的位置，疼痛與凸起的部分就會慢慢消失，同時我們身體不舒服的部位也會慢慢恢復。

「刺激耳穴道」的歷史悠久，早在2000年前左右的中國醫書就有相關的記載。東方醫學認為人體分布12條「經絡」，是生命能量的通道，而我們的雙耳以及其附近都與這12條經絡相連著，分布在此處的穴道甚至高達110個之多。刺激耳朵上的穴道可以舒緩壓力並減輕壓力引起的症狀。

耳朵每個部位都壓一壓，最痛的那一點就是我們要找的穴道

按摩肩頸或腰部時的力道若不夠，就無法改善肩頸痠痛和腰痛，就算我們想要自己按摩這些部位的穴道，也不是那麼容易的事。但如果是刺激耳穴道的話，就算是力氣不夠的人也沒問題，一定可以確實按到穴道。腳底跟耳朵一樣都有很多對應到身體各部位的穴道，只是必須脫掉鞋襪才能確實按到，而按摩耳朵穴道就不用這麼麻煩，是最方便的按摩方式。

刺激耳穴道是利用手指按壓、搓揉，但手指太冰冷的話，效果就會大打折扣，因此按摩之前請務必先將雙手搓熱。也可以使用牙籤的鈍頭、黑色髮夾、沒墨水的原子筆等工具準確刺激耳穴道。不曉得穴道的確切位置時，可以先在大概的範圍內用這些小工具戳看看，應該會有幾個特別疼痛的部位，那就是我們要找的穴道，找出以後就可以繼續按壓、刺激這幾個穴道。

（邱淑惠）

壓力

壓力造成心情煩躁時可用這個按摩方式。「神門」具有舒緩不安及緊張的效果，按壓「交感」可以調節自律神經的功能。壓力過大或精神持續緊繃也會引起胃部不適，這時還可以刺激「胃」。

穴道的位置

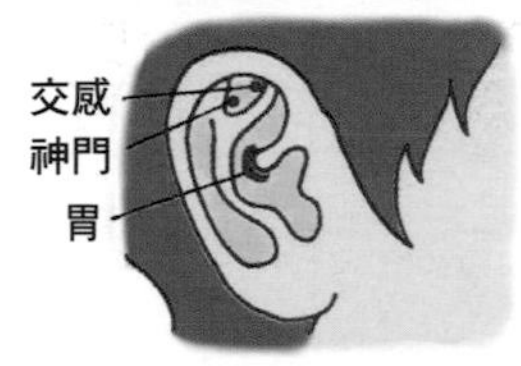

「神門」位於耳朵上半部的 Y 字形軟骨的凹陷處。「交感」位於耳朵上半部的 Y 字形軟骨靠近臉頰的上端。「胃」位於耳骨凹陷處的中間部位 就在橫向肌肉（耳輪腳）的尾端。

把食指放在耳朵上半部的 Y 字形軟骨的凹陷處，把指尖從「神門」往「交感」的方向移動，按摩 1 ～ 2 分鐘，兩耳都要做。

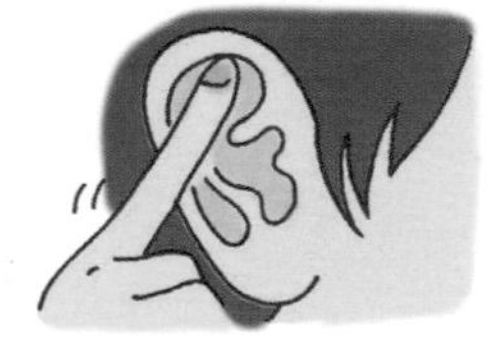

什麼時候按摩？
⇒心情煩躁時
按摩多久？
⇒各1～2分鐘
按摩的力道？
⇒按起來覺得舒服的力道

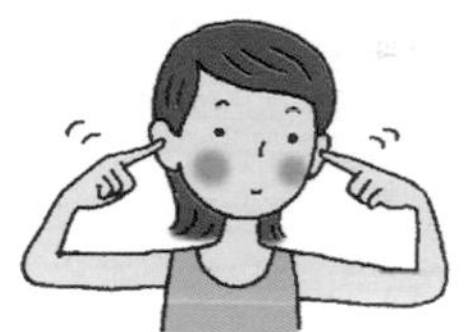

因為壓力或緊張而引起胃部不舒服的人，最好也一併按壓「胃」。把食指放在「胃」，用覺得舒服的力道按揉 1 ～ 2 分鐘，兩耳都要做。

失眠

說到起床時感到最有舒眠效果的穴道，那就是「神門」與「心」。「神門」可消除精神緊張，有效改善失眠問題。「心」如其名，是負責控制心臟的穴道，可以舒緩不安及緊張。

穴道的位置

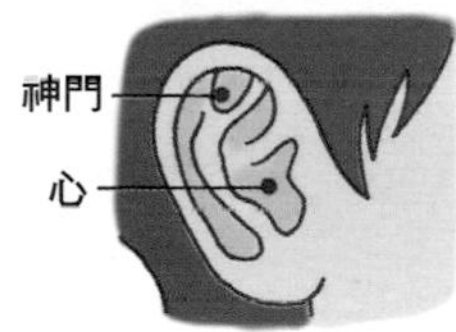

「神門」位於耳朵上半部的 Y 字形軟骨的凹陷處。「心」位於耳朵下半部凹陷處的中間。

食指指尖放在耳朵的「神門」，用覺得舒服的力道按揉 1 ～ 2 分鐘。

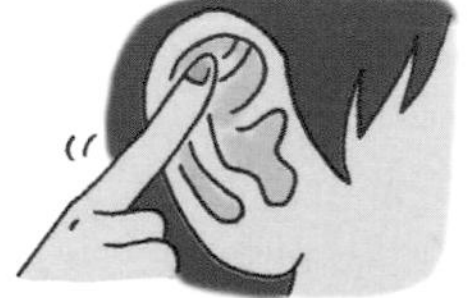

什麼時候按摩？
⇒晚上睡覺前
按摩多久？
⇒各1～2分鐘
按摩的力道？
⇒按起來覺得舒服的力道

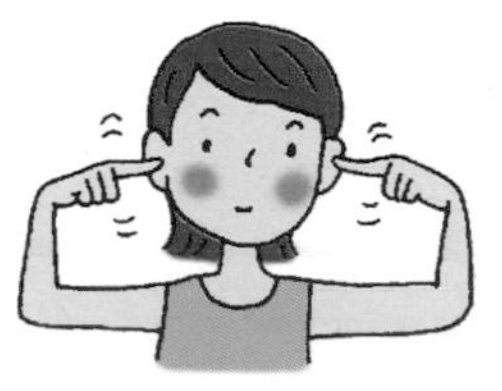

食指指尖放在耳朵的「心」，用覺得舒服的力道按揉 1 ～ 2 分鐘。

胃痛、胸悶

胃痛的原因除了暴飲暴食，還有許多人的胃痛是因為壓力過大。覺得胃隱隱抽痛、胃脹沉重時，可以試著按摩看看「胃」的耳穴。效果立即可見，是胃痛者的一大福音。除了可以用手指按壓，使用牙籤的尾端或黑色髮夾等小工具按壓的效果也很不錯。

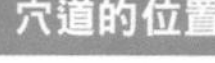

穴道的位置

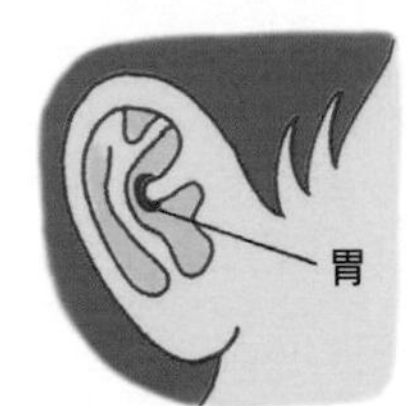

「胃」位於耳骨凹陷處的中間部位，就在橫向肌肉（耳輪腳）的尾端。

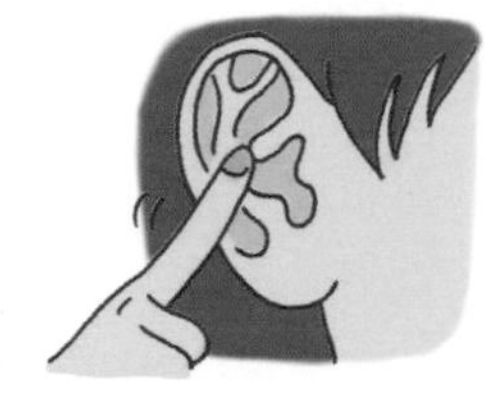

把食指放在「胃」，用覺得舒服的力道上下左右按揉1～2分鐘，兩耳都要做。

什麼時候按摩？
⇒覺得胃痛或胸悶時
（慢性胃痛者每天做2～3次）

按摩多久？
⇒各1～2分鐘

按摩的力道？
⇒按起來覺得舒服的力道

慢性疲勞

一旦累積太多壓力，就很難擺脫疲累感與倦怠感。按摩「心」、「肝」耳穴能夠提升心臟與肝臟的功能，加速血液循環並快速分解疲勞物質中的乳酸。覺得頭很沉重的時候，就再多按摩「頭痛區域」。

穴道的位置

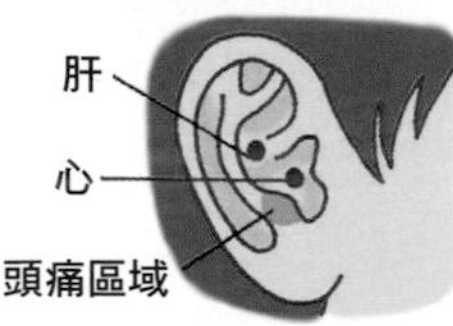

「心」位於耳朵下半部凹陷處的中間。「肝」位於耳朵凹陷處的中間附近，在耳輪腳尾端。「頭痛區域」位於耳垂上方微微隆起的部位。

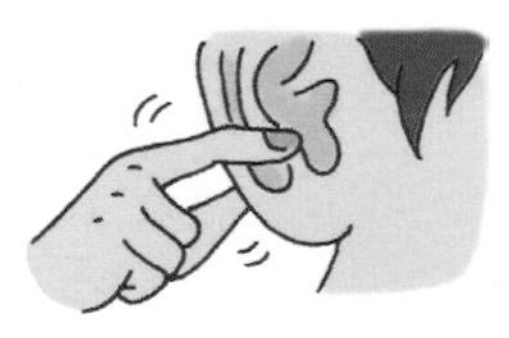

用食指與大拇指捏住「頭痛區域」，以大拇指的指腹搓揉1～2分鐘。

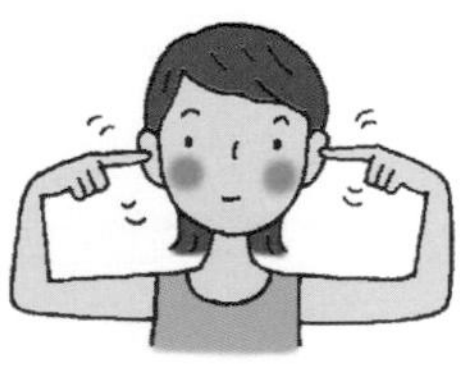

把食指指尖放在「肝」的耳穴，按揉1～2分鐘，兩耳都要做。

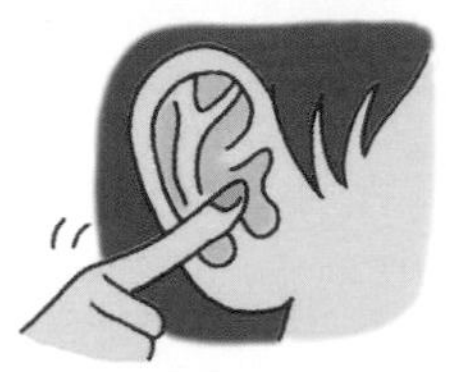

把食指的指尖放在「心」的耳穴上，按揉 1 ～ 2 分鐘，雙耳都要做。

什麼時候按摩？
⇒想要消除疲勞的時候
1天做2～3次

按摩多久？
⇒各1～2分鐘

按摩的力道？
⇒按起來覺得舒服的力道

PART 2

改善自律神經失調症的知識與訣竅

順天堂大學醫學系教授
小林弘幸

さかえ診所院長　順天堂大學醫學系兼任講師
醫學博士
末武信宏

池田診所院長　立教大學、日本女子大學講師
池田健

營養學博士
落合敏

玄米研究所
堀野俊郎

桑榆堂藥局　中醫師
邱紅梅

二村式血液循環體操研究所所長　理學博士
二村ヤソ子

川越耳科學診所院長
坂田英明

運動整體廣戸道場負責人
廣戸聰一

前北里大學副教授　保健學博士
入間川清子

深堀瑜珈學校負責人　瑜珈研究家
深堀真由美

奧村健康塾代表
奧村耕二

水嶋診所院長
水嶋丈雄

野村消化器內科院長
野村喜重郎

醫學博士
奧山隆保

前筑波國際大學教授
星虎男

（依內文編排順序）

透過【細胞鍛鍊運動（活化細胞運動）】改善失調的自律神經，讓血液抵達全身的細胞，提升活力

【細胞鍛鍊運動（活化細胞運動）】步驟❶

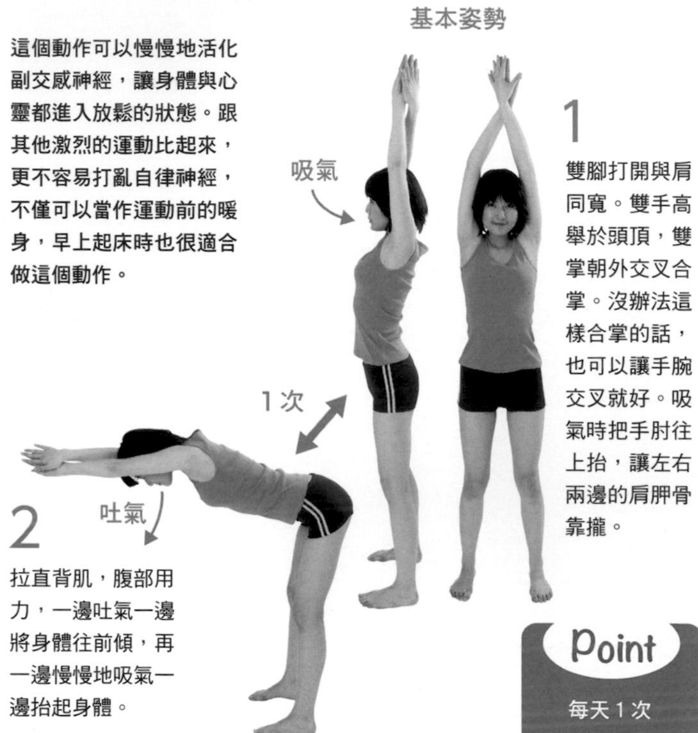

這個動作可以慢慢地活化副交感神經，讓身體與心靈都進入放鬆的狀態。跟其他激烈的運動比起來，更不容易打亂自律神經，不僅可以當作運動前的暖身，早上起床時也很適合做這個動作。

1
雙腳打開與肩同寬。雙手高舉於頭頂，雙掌朝外交叉合掌。沒辦法這樣合掌的話，也可以讓手腕交叉就好。吸氣時把手肘往上抬，讓左右兩邊的肩胛骨靠攏。

2
拉直背肌，腹部用力，一邊吐氣一邊將身體往前傾，再一邊慢慢地吸氣一邊抬起身體。

Point
每天1次

自律神經失調會讓身體出現各種不適症狀

我長年以來潛心研究自律神經，最後得到一個結論，那就是只要改善自律神經失調的問題，就會促進血管擴張，讓好的血液流到全身各處，使我們的身體愈來愈有元氣。

自律神經由交感神經與副交感神經組成，自動控制我們的血流、呼吸、內臟功能，不受我們的意志操控。只是一旦自律神經失調，身體就會出現各種不適的症狀。許多現代人都因為生活忙碌導致自律神經失調，進而影響身體健康。

於是，我一直在思考如何用簡單又

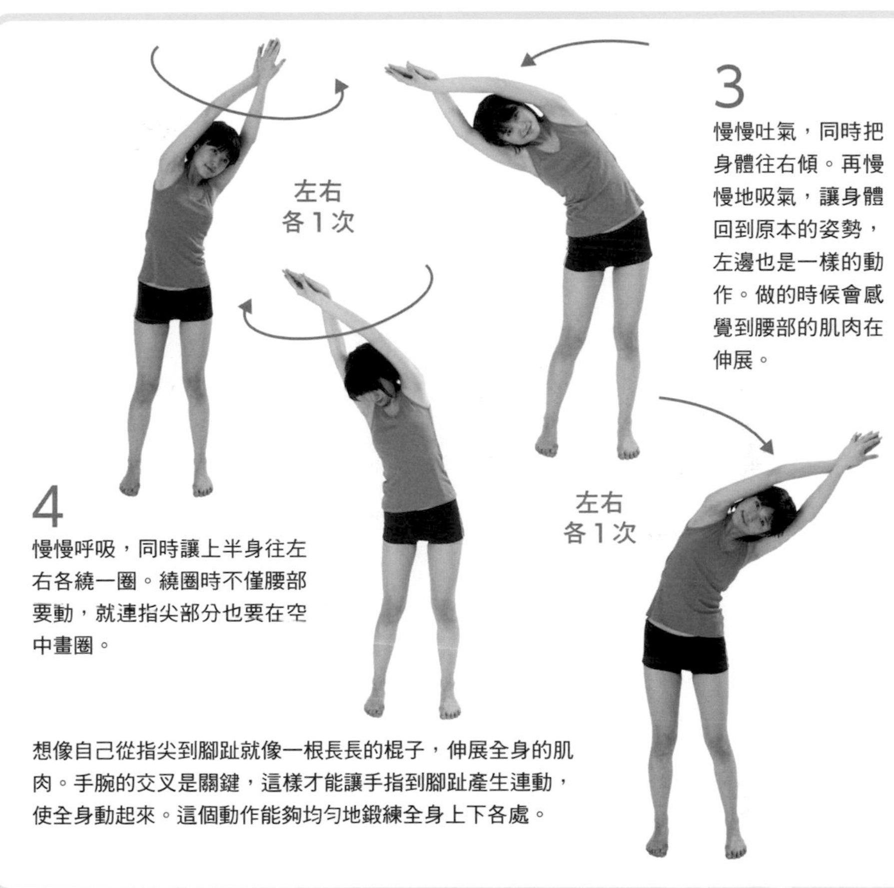

3

慢慢吐氣，同時把身體往右傾。再慢慢地吸氣，讓身體回到原本的姿勢，左邊也是一樣的動作。做的時候會感覺到腰部的肌肉在伸展。

4

慢慢呼吸，同時讓上半身往左右各繞一圈。繞圈時不僅腰部要動，就連指尖部分也要在空中畫圈。

想像自己從指尖到腳趾就像一根長長的棍子，伸展全身的肌肉。手腕的交叉是關鍵，這樣才能讓手指到腳趾產生連動，使全身動起來。這個動作能夠均勻地鍛練全身上下各處。

有效率，且任何人都能辦到的方式改善自律神經，最後我與醫師兼運動教練的末武信宏老師共同開發了這套「Cell Exercise」。「Cell」是細胞，所以這套運動就是「細胞鍛鍊運動（活化細胞運動）」。

細胞活化了，人就不容易生病

當身體裡的細胞活化了，細胞內的粒線體就能有效率地製造日常所需的能量，促進身體的代謝活動。當全身的每一處細胞都活絡起來，不只能讓腰痛、肩頸痠痛等身體疼痛的問題獲得改善，也能讓腸道等器官的功能發揮得更好。尤其腸道環境會影響到身體的免疫力，只要改善腸道環境，就不會輕易生病。這套細胞活化鍛鍊運動就是從根源來提升身體的活力。

【細胞鍛鍊運動（活化細胞運動）】步驟❷

細胞鍛鍊運動是透過活動身體的軀幹，強化全身的肌肉以及內臟的功能。這些動作會刺激身體深層的肌肉，建議在身體進行較多活動的白天時段進行。這套運動也會直接刺激腸道，可有效改善便秘問題。

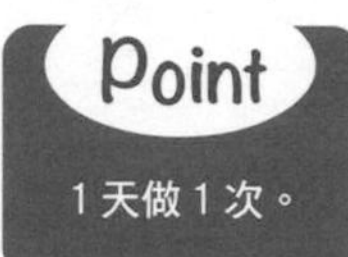

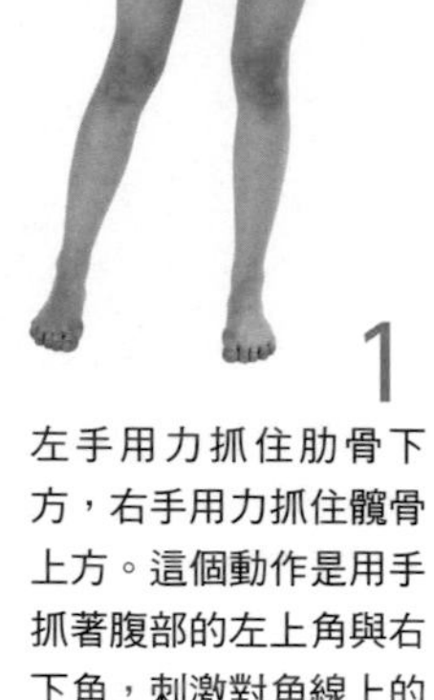

1 左手用力抓住肋骨下方，右手用力抓住髖骨上方。這個動作是用手抓著腹部的左上角與右下角，刺激對角線上的這兩個部位。

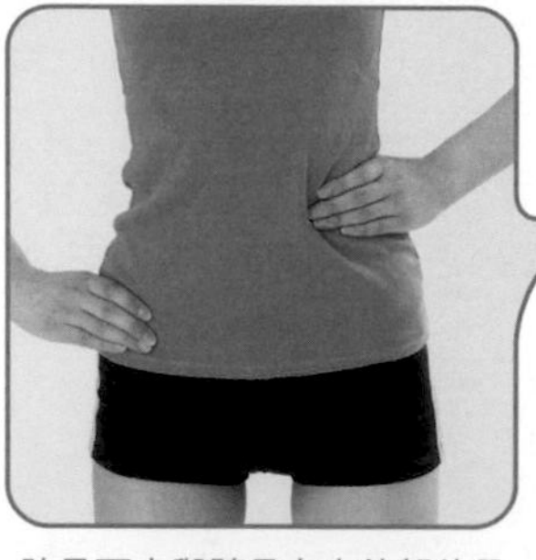

肋骨下方與髖骨上方的部位是大腸的彎曲處，腸道的糞便容易堆積在此處。雙手握住的位置一定要正確才行。

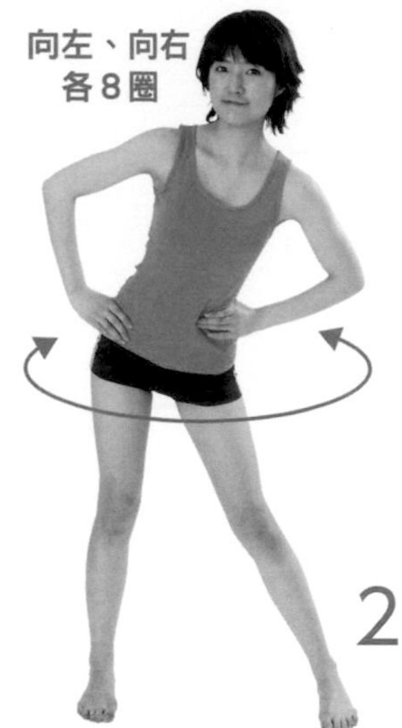

2 一樣抓住原來的位置，像畫圈一樣慢慢地扭動骨盆，向左、向右各繞8圈。做的同時要夾緊臀部。

「呼吸」與「意識」是活化細胞的關鍵點

進行細胞鍛鍊運動（活化細胞運動），最重要的是動作與呼吸配合。

在副交感神經掌控的身體活動中，我們唯一有辦法靠意志控制的就是呼吸。人在感到壓力時，呼吸就會不自覺地變淺，血液循環也會跟著變慢。

這時如果有意識地拉長呼氣的時間，讓自己的呼吸速度慢一點，就可以有效活化副交感神經的運作。特別推薦給各位的是「1：2呼吸法」，也就是將呼氣時間拉為吸氣的2倍。請各位試著讓自己習慣吸氣4秒、呼氣8秒，並隨時提醒自己保持緩慢的呼吸。日常生活中使用這個呼吸法就能有效活化副交感神經，而進行細胞鍛鍊運動時有意識地使用這個呼吸法這個動作可以慢慢地活化副交感神經，讓身體與心靈都進入放鬆的狀態。跟其他激烈的運動比起來，更不容易打亂自律神經，不僅可以當作運動前的暖身，早上起床時也很適合做這個動作。

Point

- 想像血液流動的模樣。
- 動作要配合呼吸。
- 不能只動四肢，軀幹也要動起來。
- 保持輕鬆，不要過度用力。

3

雙手換位置，換成左手在下，右手在上，抓住兩側的肚子，以同樣的方式向左、向右各繞8大圈。

吸氣4秒

吐氣8秒

雙手交換
向左、向右各8圈

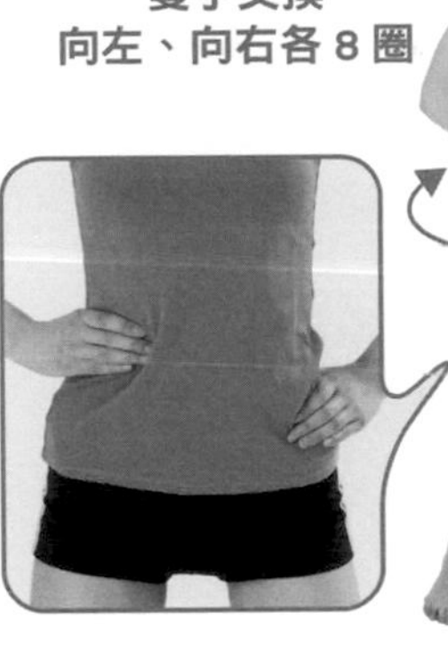

功效

消除便祕、提升免疫力、瘦身、助眠、改善手腳冰冷及水腫、矯正姿勢、消除壓力、提升專注力、延緩衰老。

活化副交感神經的【1：2呼吸法】

呼氣時間為吸氣的2倍。在這套細胞鍛鍊運動中，基本上用力時要吸氣，放鬆時要吐氣。呼吸時可以想像肺部被撐起的樣子。

則能進一步加強效果。

此外，平時就「有意識地」深呼吸也是非常重要的一件事。呼吸時想像著把肺部灌飽空氣，能讓自己實際吸入的氧氣量明顯增加許多。

進行細胞鍛鍊運動要非常注意身體各部位的活動狀況。做這些動作不能只有手跟腳在動，而是要用軀幹帶動整個身體，想像身體裡健康的血液暢行無阻抵達指尖的細胞。有這樣的意識是促使體內細胞活化的基礎。

這兩頁介紹的是對於改善腸內壞菌腐敗、便秘等腸道問題，特別有效的細胞鍛鍊運動。每個動作都非常簡單，又效果絕佳。「不想做卻又不得不做」的心情也可能打亂自律神經，所以請各位放輕鬆嘗試，依照自身的狀況來做，不必太勉強。

（小林弘幸）

【醫師開發的自律神經操】動作簡單，即刻改善身體狀態！由醫師親自解說自律神經操為何有效

在不知不覺之中調節內臟功能的神經

要說在日本無人不知、無人不曉的體操是哪一套，我想那肯定是「廣播體操」。

你我耳熟能詳的廣播體操已經有90年以上的歷史，最早在一九二八年（昭和3年）開始放送。

廣播體操的內容並非90多年來不曾改變，現在播放的第1套是在一九五一年（昭和26年）改編而成，而第2套則是在隔年創立，距今已有段時間。

我覺得廣播體操跨越了漫長的歲月，不論哪個時代的人都耳熟能詳，真的是一件很棒的事。

其實我個人也想要推廣一套「自律神經操」，希望讓它像廣播體操一樣成為「國民體操」。

我想應該大部分的讀者都知道自律神經吧。

自律神經不受我們的意志干擾，也就是在我們不自覺的狀態下，無時無刻調節著內臟或血管等等。

要是沒了自律神經的運作，我們可就無法像這樣繼續活著。

不過，就算各位讀者都曉得這些知識，大概還是沒辦法立刻把「自律神經」與「伸展操」聯想在一起。

自律神經的作用是調節內臟及血液的功能，而這套「自律神經伸展操」就是用來強化自律神經，進而調整身心狀態的體操。

假如各位抱持著懷疑的態度，那就請你們現在試著深呼吸幾次。

心情是不是變得比較平靜，脈搏的速度也變慢了？

那是因為呼吸影響了自律神經，活化副交感神經的的作用。

雖然自律神經的確不受我們的意志控制。

不過，這並不代表我們拿自律神經一點辦法都沒有。

利用身體反射活化自律神經

我們很早以前就知道呼吸會影響自

律神經的作用，而且也有許多人都認為「只要調整呼吸」就能自己調節自律神經。真的是這麼一回事嗎？

我們的身體裡有個「反射」的機制。像是手碰到滾燙的熱水壺會立刻縮回，這樣的反應就是一種反射。

在所有的反射當中，有一種「體內臟神經反射」。

這是當肌肉或皮膚受到刺激（體感刺激）時，身體就會透過自律神經在內臟產生各種反應的一種機制。

因此，只要我們有意識地做出能引起體內臟神經反射的動作，就能夠透過體操活化自律神經的作用。

我們的研究團隊透過儀器測量自律神經的機能，並根據醫學理論研究出能讓自律神經產生良好反應的運動。

那就是自律神經操。

這套自律神經操雖然有許多動作，但基本的機制如下所示：

①進行體操，對皮膚、肌肉、關節、內臟造成體感刺激。

②自律神經對於刺激產生反應，調整功能與平衡。

③進而活化肌肉、關節、內臟等等，並改善血液循環。

我們認為這一連串反應的影響也會深入全身的細胞，有效地從根本維持身體健康。

實際上，我們的研究團隊也已經確認這套自律神經操具有各種健康效果（參考下頁表格），例如：確實做體操的人原本在意的疼痛、肌肉僵硬緊繃等問題皆已獲得改善等等。

這套自律神經操是由大學附設醫院的醫師們依據運動生理學、解剖學等醫學根據進行開發，目的是用來調整身心狀態。但願這套體操能像廣播體操一樣成為國民體操。

（末武信宏）

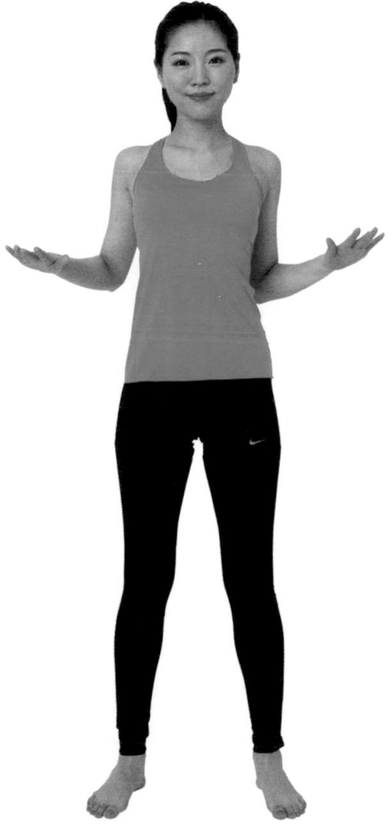

醫學證實

自律神經操的效果

1 身體的反應變好，疼痛、肌肉僵硬的問題也改善

肌肉與關節也變靈活，同時改善疼痛、肌肉僵硬的問題。

2 姿勢變好

背部肌肉伸展開，疼痛、肌肉僵硬的問題得到改善。

3 睡眠品質變好

自律神經恢復平衡，解決睡眠障礙，換得一夜好眠。

4 心肺功能提升

透過緩慢深呼吸強化肺部與心臟。

5 便祕問題解決

副交感神經的作用提升，促進消化、吸收與排泄。

6 手腳冰冷與水腫的問題解決

血液循環變好，末梢的血流獲得改善，進而消除手腳冰冷與水腫。

7 抗壓性變強

精神狀態變穩定，不易過度緊張，抗壓能力變強。

8 免疫力提升

自律神經恢復平衡，免疫系統的工作效率變好。

9 健康瘦身

血液循環改善後提升新陳代謝，不容易發胖。

10 有望達到各種抗老回春的效果

活絡全身細胞，有助抗老化。

【醫師開發的自律神經操】維持自律神經的平衡並強化功能，改善腸道環境與全身血液循環！

健康的基本在於腸道環境與血液循環

自律神經操是透過活化自律神經提升作用，進而改善身心的不適問題。其效果影響的範圍非常廣，肩頸痠痛、腰痛、便秘、失眠、手腳冰冷、水腫等問題都能獲得改善。而且，不僅能提升心肺功能，讓人不再容易上氣不接下氣，也能讓人多多活動身體。甚至，更有望達到抗老回春的效果，使肌膚更有光澤等等。

抗老回春的效果來自於細胞層面的變化，可見這套自律神經操能在全身的每一處發揮其作用。

順天堂大學的小林弘幸教授是這套自律神經操的共同開發者，他認為「品質良好的血液以及順暢的血液循環狀態」是健康的基礎。

這是指乾淨的血液在血管內暢行無阻，順利將氧氣與養分送往全身細胞，並回收體內老廢物質的狀態。

若要維持品質良好的血液以及順暢的血液循環，我們必須重視的就是腸道狀態，也就是腸道環境。只要腸道機能正常發揮，順利排泄出體內的老廢物質，就能讓血液保持乾淨，並讓乾淨的血液流向身體的每一處。

相反地，當腸道環境惡化，出現便祕等問題時，老廢物質就會囤積在體內，造成血液循環變差，進而引起肩頸痠痛、腰痛、肌膚暗沉粗糙、水腫、手腳冰冷等問題。

腸道環境是健康的根本，而掌管腸道機能、血液循環的正是自律神經。

相對於中樞神經系統的大腦與脊髓，自律神經則被定位為末梢神經系統之一。自律神經要應付周遭狀況或刺激，並且掌控身體的狀況，負責調節身體所有器官的功能，執行體內維持生命不可或缺的工作。

自律神經由交感神經與副交感神經組成，彼此的作用互相拮抗，以維持平衡。

交感神經主要在白天比較活躍，可讓身體更有活動力，或讓身體保持緊張狀態等等。

相反地，副交感神經主要在晚上睡

覺時比較活躍，可讓全身進入休息模式。而且促進身體主動修復在白天活動時受損的組織，也是副交感神經的工作。

但是現代人的交感神經與副交感神經早已失去平衡，許多人都長期處於交感神經比副交感神經亢奮的狀態下，因此腸道功能變差，進而影響腸道環境。

一般說起自律神經都只會提到交感神經與副交感神經的平衡，因此讓一部份的人誤以為只要放鬆身心使副交感神經變活躍，就能解決一切問題。

但其實並不是這樣子的。實際測量自律神經的機能以後，就會發現神經的活動能力其實因人而異。

自律神經的活動能力大致分為四種類型。第①種類型的人屬於交感神經與副交感神經都活躍的人，第②種人是交感神經較活躍的人，第③種是副交感神經較活躍的人，以及第④種交感神經與副交感神經都不活躍的人。

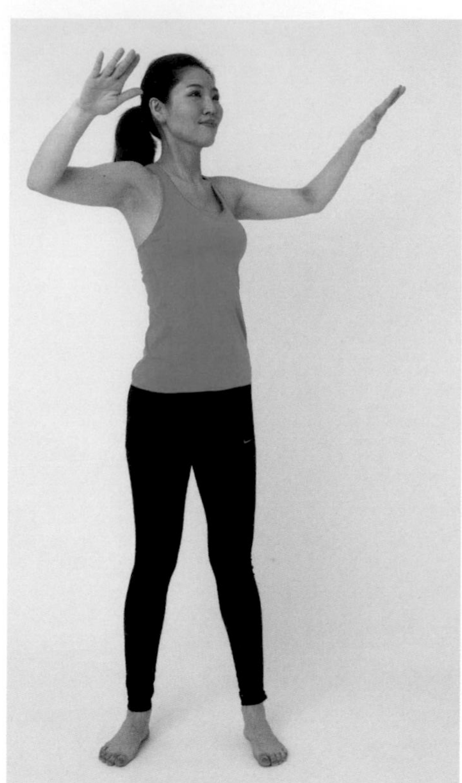

自律神經操可促進腸道蠕動，改善腸道環境，讓乾淨的血液在體內循環。

其中，真正稱得上身體健康的只有第①種類型，也就是交感神經與副交感神經都活躍的人，建議其他三種類型的人都有必要提升自律神經的整體功能。

自律神經操並不是只讓副交感神經活絡，而是提升自律神經的整體作用，是一套讓交感神經與副交感神經平衡運作的運動。

因此透過自律神經操便可促進腸道蠕動，進而改善腸道環境與血液循環，也舒緩全身的各種不適。

接著就來介紹這套有效又簡單的自律神經操，請各位務必試試看。

（末武信宏）

醫生開發的自律神經操❶

消除肩頸痠痛、背部疼痛！

站姿蛙泳

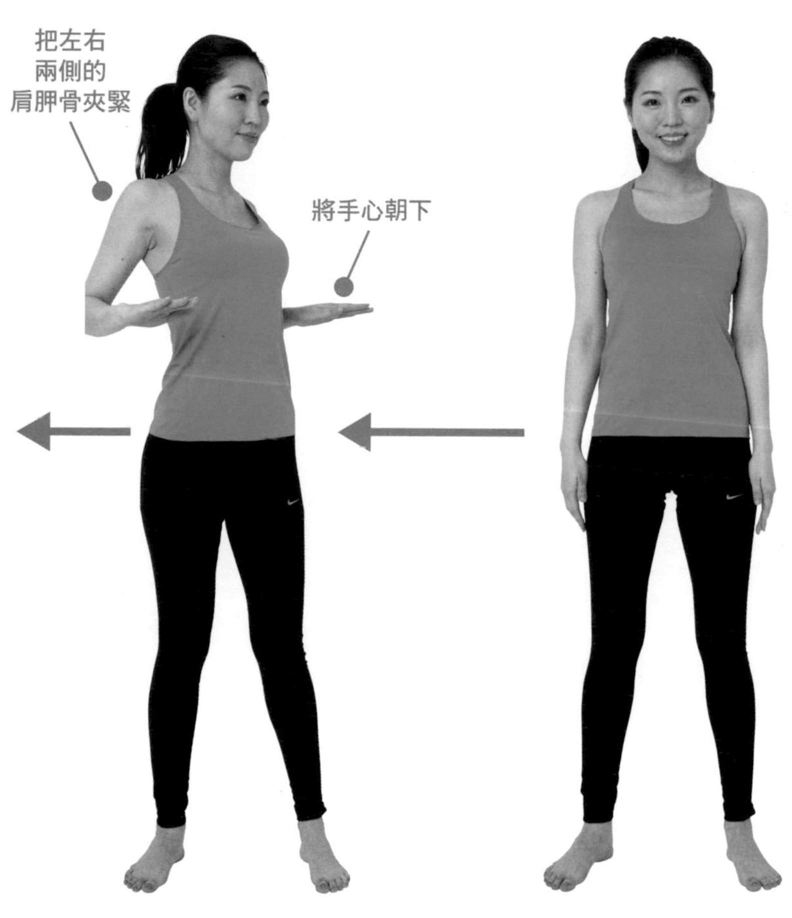

1

雙腳打開，與肩同寬。

2

上半身向左轉，將手肘向後拉。

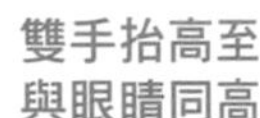

放鬆
左右兩側
的肩胛骨

保持背部伸展，
維持良好姿勢

3

把雙手往左上方伸直，
手腕交叉。

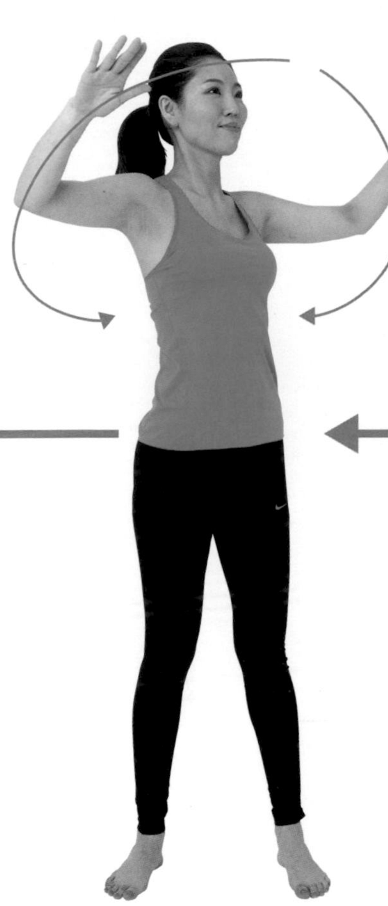

4

手臂做蛙泳的划水動作，跟實際游泳的速度一樣即可。

1 Point 重點提示

拱肩縮背再加上呼吸太淺，新鮮氧氣及養分就不容易送達全身的細胞。這時要大動作地活動背後的肩胛骨，讓集中在肩胛骨附近的肌肉全部動起來。在改善肩膀及背部痠痛問題的同時，也會讓血液循環跟著變好，讓全身恢復元氣。另外，還能矯正姿勢，讓胸部向外擴，因此有助呼吸更多空氣。

（末武信宏）

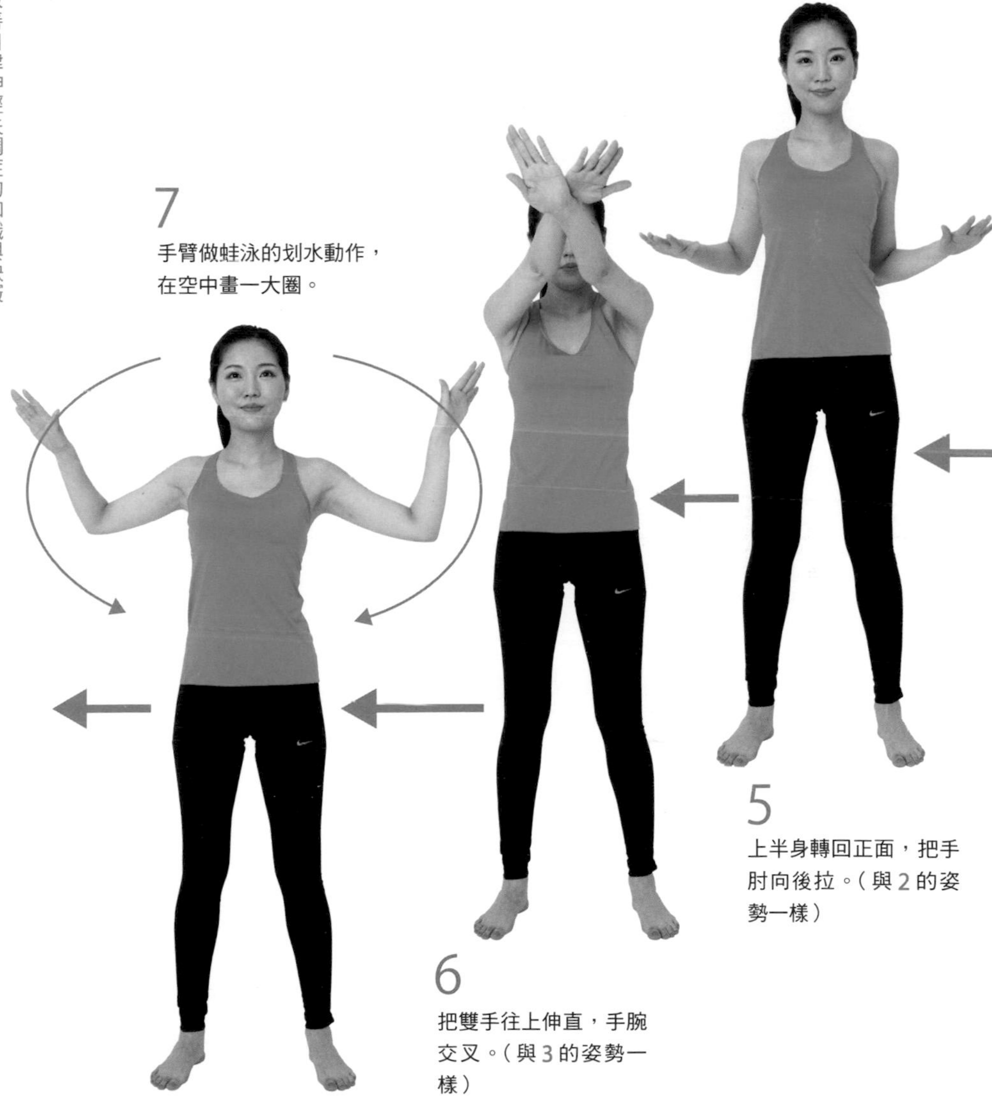

5

上半身轉回正面，把手肘向後拉。（與 2 的姿勢一樣）

6

把雙手往上伸直，手腕交叉。（與 3 的姿勢一樣）

7

手臂做蛙泳的划水動作，在空中畫一大圈。

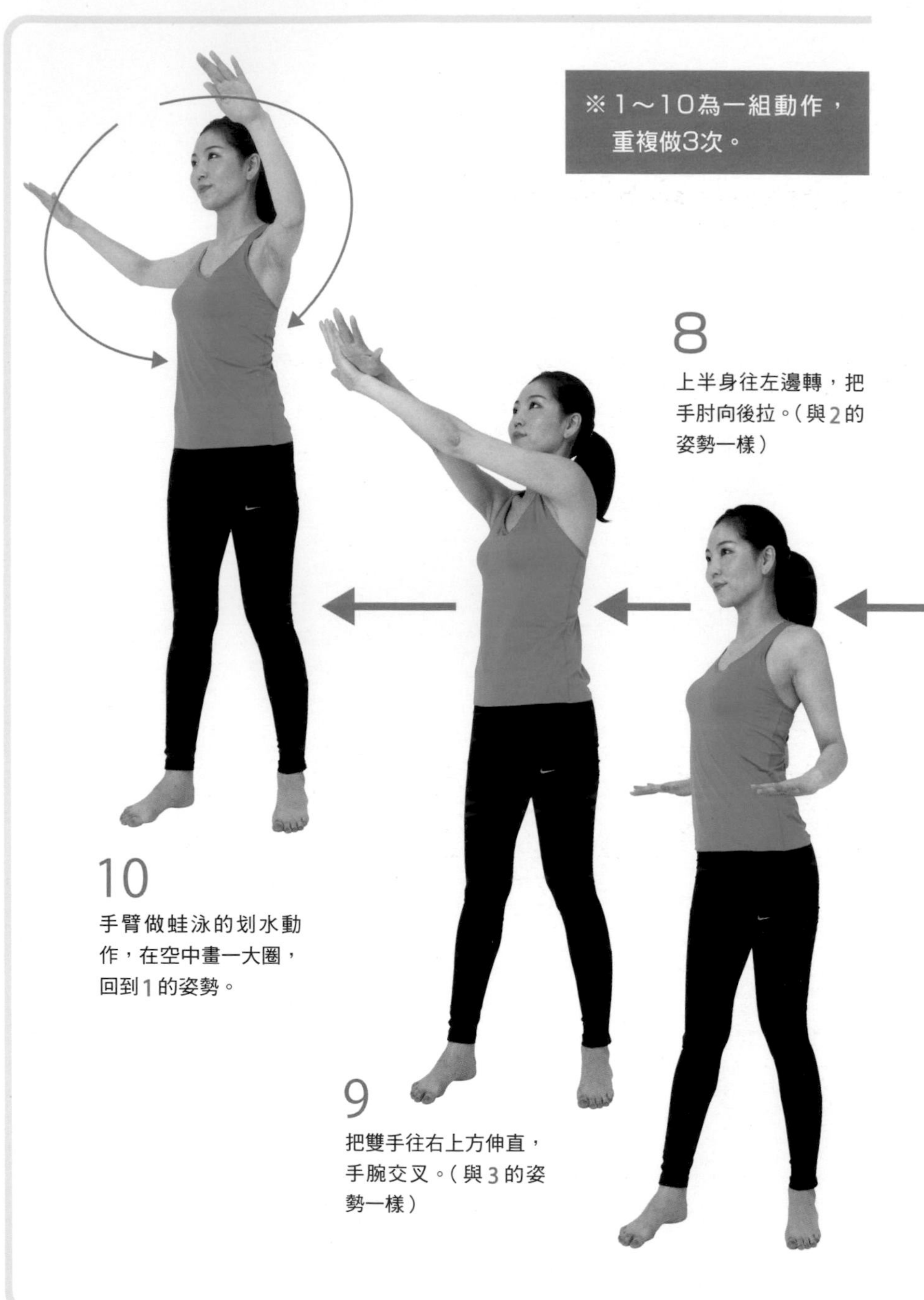

※1～10為一組動作，
重複做3次。

8

上半身往左邊轉，把手肘向後拉。（與2的姿勢一樣）

9

把雙手往右上方伸直，手腕交叉。（與3的姿勢一樣）

10

手臂做蛙泳的划水動作，在空中畫一大圈，回到1的姿勢。

醫生開發的自律神經操❷

消除肩頸痠痛，改善全身血液循環

手肘搖擺

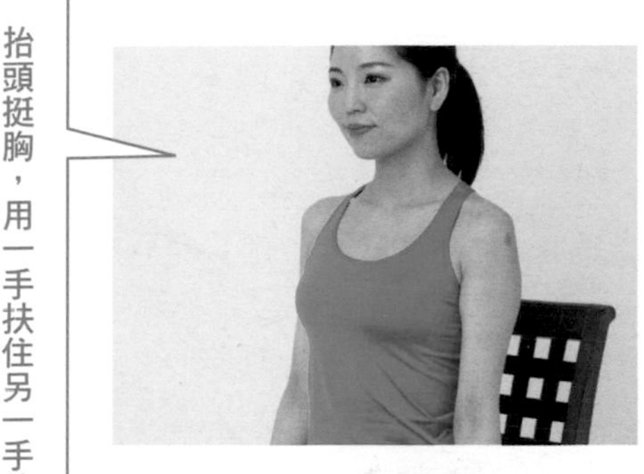

1

上半身抬頭挺胸。
（可以坐在椅子上，也可以站著）

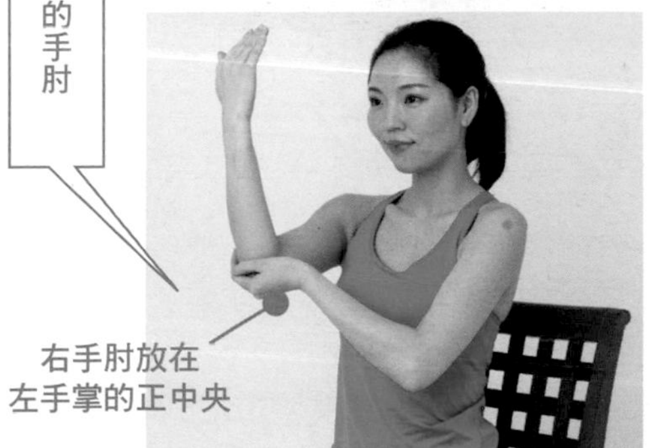

2

抬起並彎曲右手臂，手心朝向額頭。用左手掌托住右手肘。

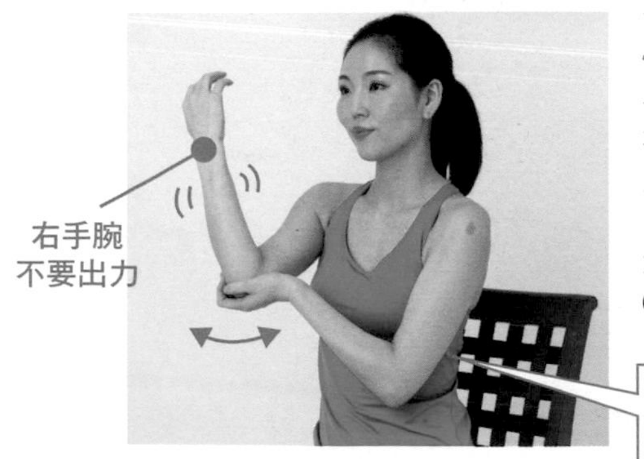

3

右手臂放輕鬆，左手抓著右手肘搖晃，讓右手臂自然地晃動。搖晃的方向隨意，左右、上下、順時鐘、逆時鐘皆可。
（1秒大概搖晃2次）

1 Point 重點提示

肩膀跟手腕在做這組動作時都不要出力，只要整隻手臂放輕鬆，一切交給另一隻手來晃動即可。這樣一來，搖晃時的刺激才能傳達到肩關節、肩胛骨、鎖骨及肋骨，更有效率且適度放鬆上半身的肌肉。這組動作能改善指尖到軀幹的血液循環，並活化自律神經的作用，因此也有效消除疲勞與壓力。

（末武信宏）

左右手交換動作

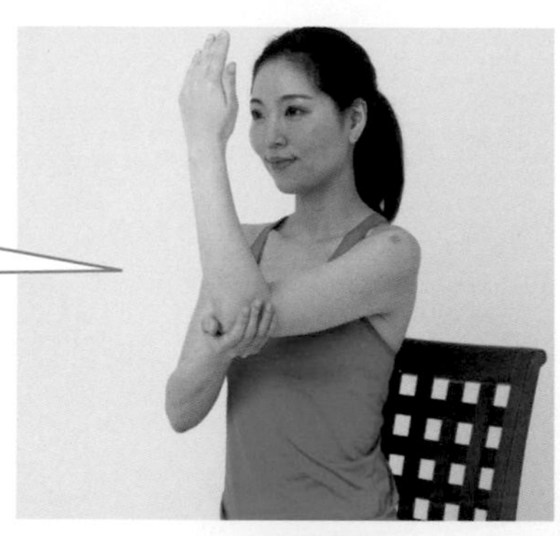

4

接下來換成左手臂抬起並彎曲，並將掌心朝向額頭。用右手掌托住左手肘。

靠著托住手肘的那隻手帶動手肘搖晃

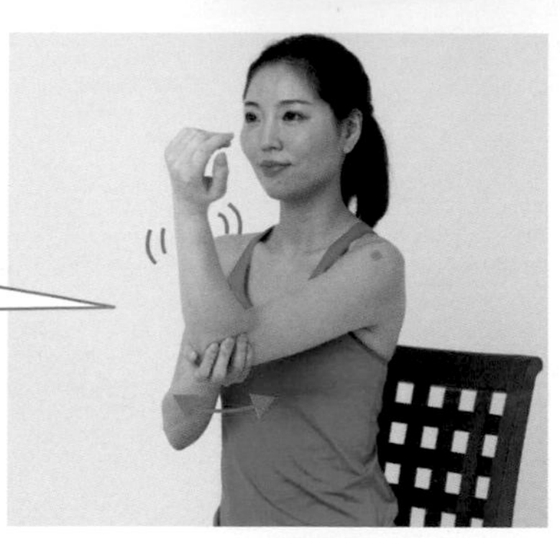

5

與3一樣，換成右手抓著左手肘搖晃，讓左手臂自然地晃動。

※ 左右各做30秒，每天做1組以上。

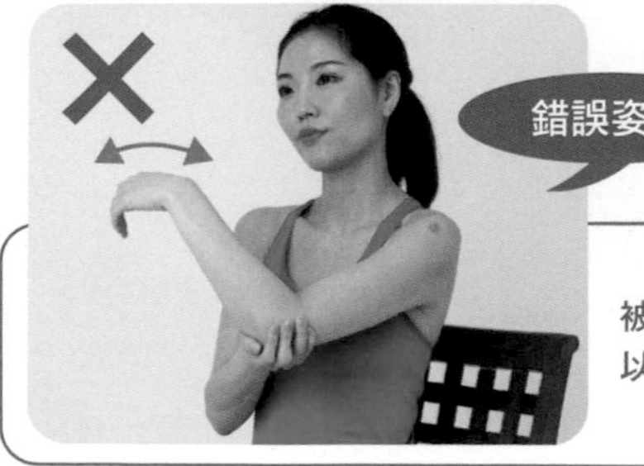

錯誤姿勢

被托住的手（照片為左手）不可以出力晃動手腕及上臂。

醫生開發的自律神經操❸

解決手腳冰冷、水腫問題，讓雙腿更加靈活

膝蓋搖擺

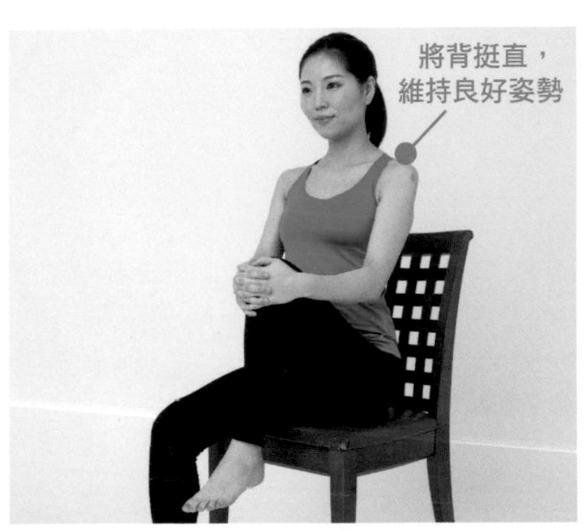

1

坐在穩固不搖晃的椅子上，單腳抬起並用雙手抱住膝蓋。（哪一隻腳先做都可以）

雙手抱膝並搖晃腿部

要讓髖關節以下的部分都輕輕晃動

2

抬起的腳不出力，只有抱著膝蓋的雙手出力使腿部自然搖晃。
搖晃的方向隨意，左右、上下、順時鐘、逆時鐘皆可。
（1秒大概搖晃2次）

1 Point 重點提示

肩膀跟手腕在做這組動作時都不要出力，只要整隻手臂放輕鬆，一切交給另一隻手來晃動即可。這樣一來，搖晃時的刺激才能傳達到肩關節、肩胛骨、鎖骨及肋骨，更有效率且適度放鬆上半身的肌肉。這組動作能改善指尖到軀幹的血液循環，並活化自律神經的作用，因此也有效消除疲勞與壓力。

（末武信宏）

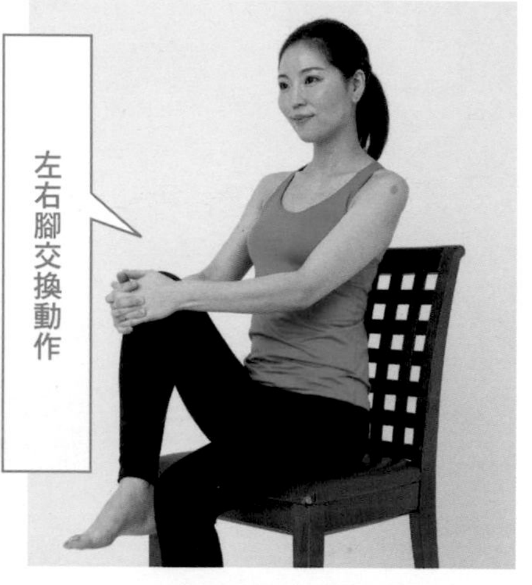

3 跟2一樣，單腳抬起並用雙手將膝蓋抱住。

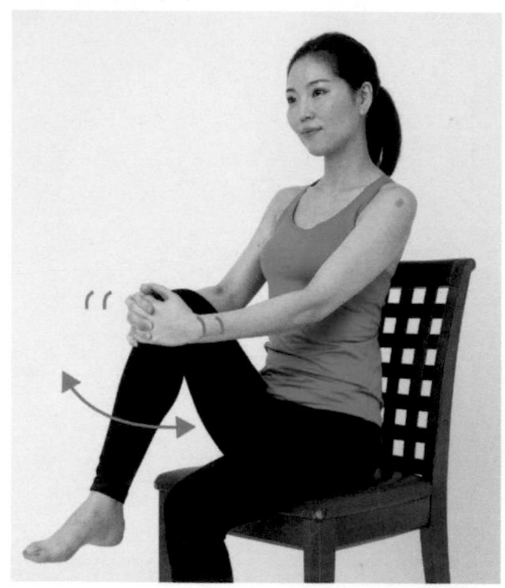

4 跟2一樣，抬起的腳不出力，只有抱著膝蓋的雙手出力讓腿部自然搖晃。

※ 左右各做30秒，每天做1組以上。

錯誤姿勢

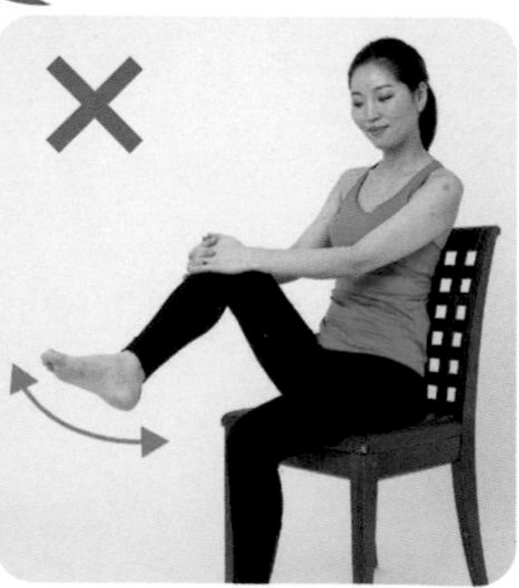

抬起的那隻腳不可以出力晃動腿。

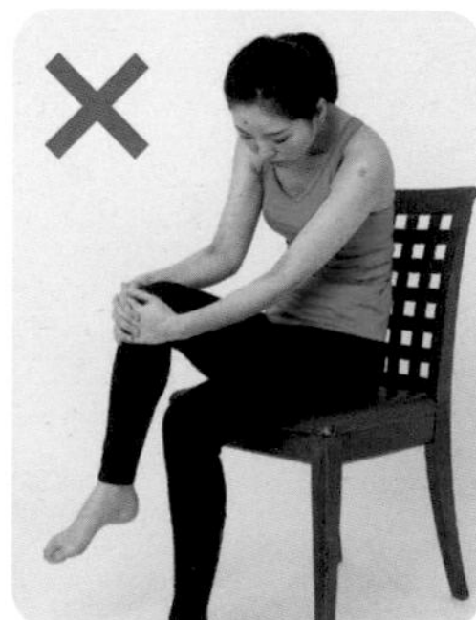

不可以低著頭或將身體往前傾。（這樣沒有拉伸的效果）

醫生開發的自律神經操❹
放鬆全身肌肉，澈底消除疲勞

仰躺拉背

1

仰躺於地面，並將雙手高舉過頭部。

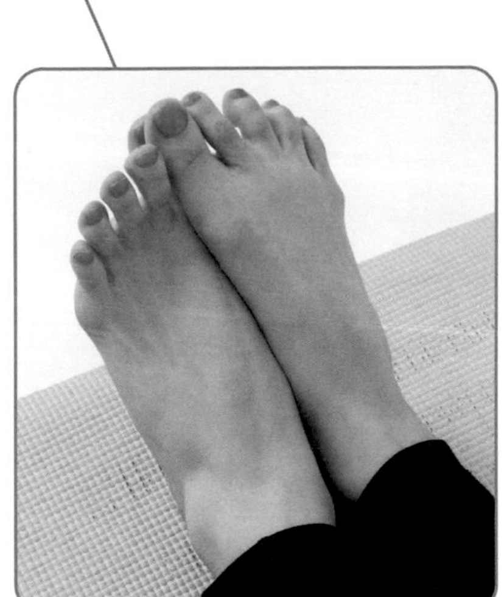

雙腳的大姆趾要重疊在一起。

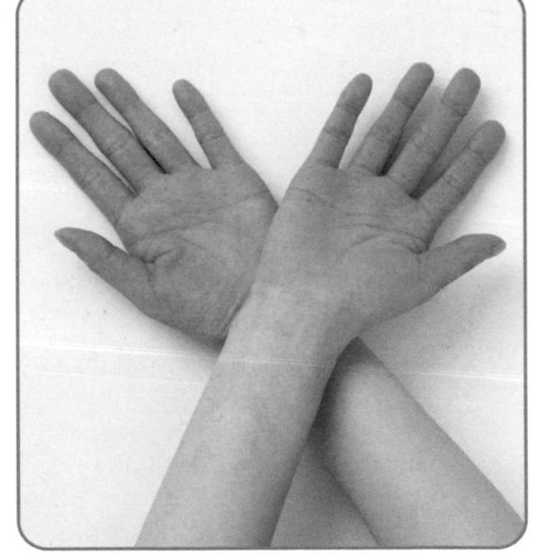

雙手的手腕交叉，並固定不滑動。這樣能夠連動並拉伸全身的肌肉。

1 Point 重點提示

請把手腕交叉，腳的大拇趾交疊，並拉伸全身的肌肉，讓整個身體就像是一條「軸」，然後有意識地緩緩地吐一口氣，活化副交感神經作用。保持這樣的狀態，重複著拉腰與吸氣（緊繃）、放鬆與吐氣（弛緩），就可以透過一張一弛讓全身的肌肉放鬆，使身體好好休息。晚上睡覺前做這組動作可以消除一天的疲勞，進入高品質的睡眠時光。（末武信宏）

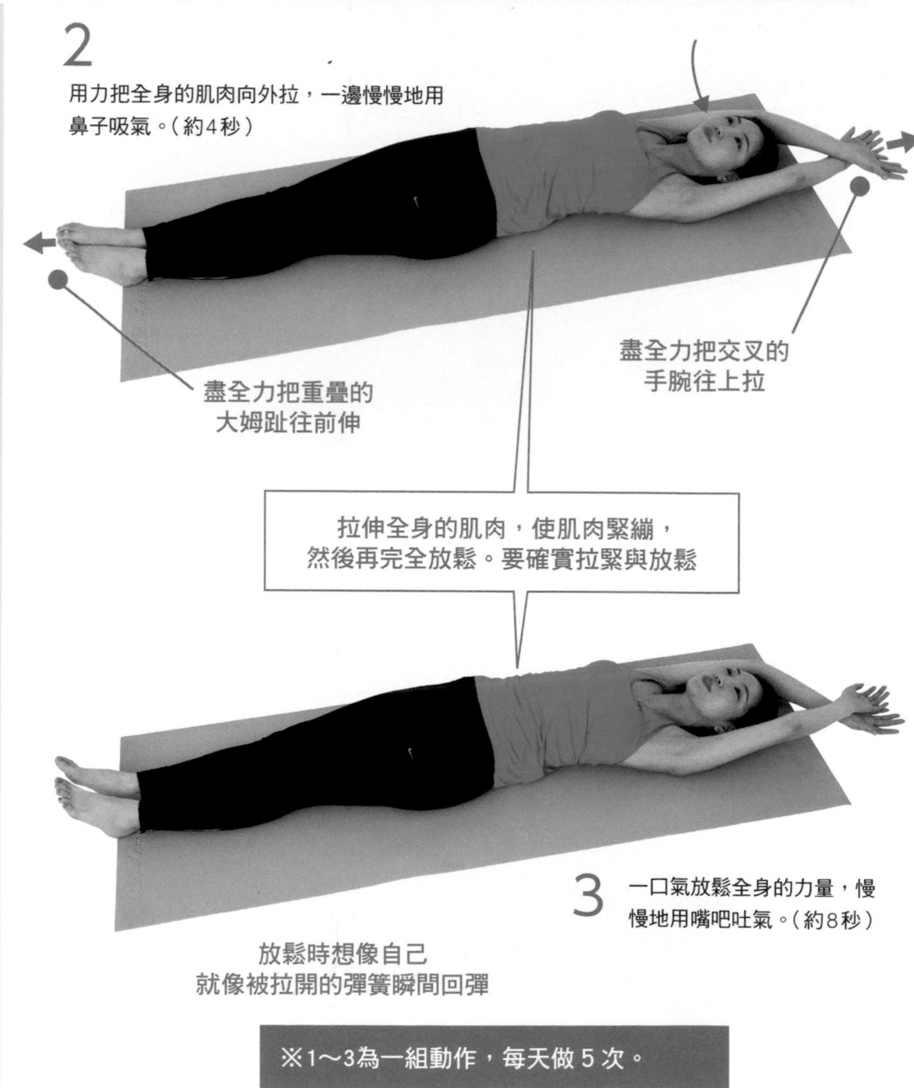

※1～3為一組動作，每天做 5 次。

自律神經失調症是因為神經的平衡被打亂
【自律訓練法】是改善自律神經失調的捷徑

自律神經有交感神經與副交感神經這兩種

自律神經失調症是指「壓力等影響造成交感神經與副交感神經的平衡受到破壞，進而引起各種身體問題的疾病」。主要症狀有倦怠、潮熱、暈眩、心悸等等。自律神經是非常重要的體內控制系統，與內分泌系統、免疫系統共同掌控我們的身體。即使沒有我們的意志控制，呼吸、血流、體溫調整、發汗、心跳等各項功能也會在自律神經的作用下正常運作。

自律神經由交感神經與副交感神經組成。以呼吸為例，一旦這兩種神經的平衡受到破壞，就會引起過度換氣症候群等問題。唯有讓自律神經保持正常平衡，我們才有辦法享受舒適的生活，一旦自律神經失調，身體就會出現各種不適症狀。

接著，我將會具體說明自律神經的機制。

不明的身體不適可能是由於自律神經失調

當交感神經過度活絡，不正常運作時，就會造成高血壓、心悸、焦慮煩躁等症狀；交感神經的運作若變遲緩，則容易引起頭痛、暈眩、手腳冰冷等等。

副交感神經過度活絡時，通常會出現便秘、胃脹、神經方面的腹瀉等等；副交感神經若是不夠活絡，則會出現失眠、慢性疲勞等問題。

可見自律神經一旦紊亂，便可能造成身體各種不適。

許多人都有自律神經失調的困擾，我們診所也有患者是從內科轉過來的，因為有時連內科醫生也無法完全找出病患身體不舒服的原因。這也就是為什麼有許多人原因不明的身體不適都會被診斷為自律神經失調症。

自律訓練法有效消除不安及緊張

女性比男性更容易有自律神經失調症的問題，其中又以30～40多歲的女性居多。有個說法認為這是因

維持生命的自律神經運作

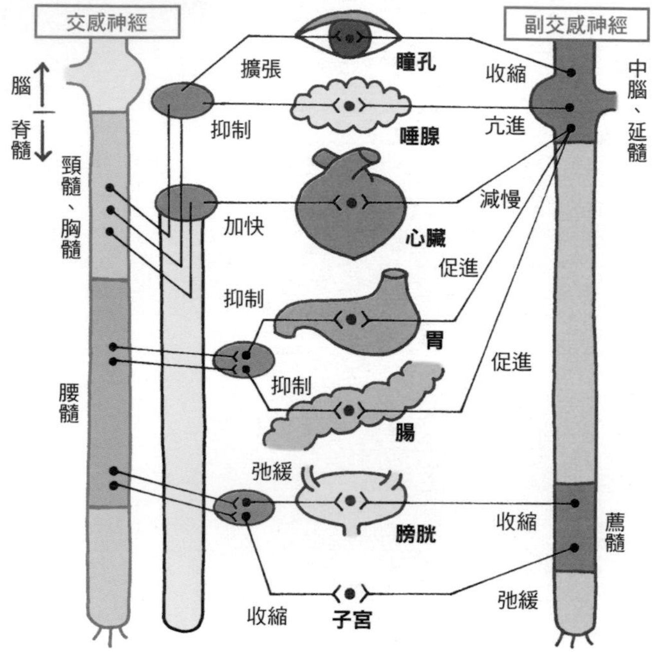
交感神經
副交感神經
腦
脊髓
頸髓、胸髓
腰髓
中腦、延髓
薦髓
擴張
瞳孔
收縮
抑制
唾腺
亢進
加快
心臟
減慢
促進
抑制
胃
促進
抑制
腸
弛緩
膀胱
收縮
收縮
子宮
弛緩

自律神經失調的代表性症狀

●頻尿

●便祕

●怕冷

●焦躁

●疲倦

●潮熱

●心悸

●暈眩

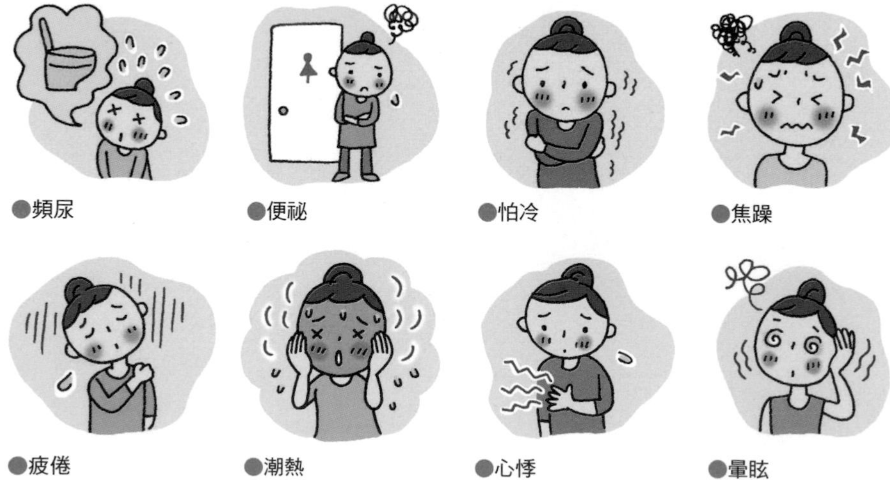

為「自律神經與女性賀爾蒙的變化有關連」，女性在月經來潮前後的青春期、孕期與產後以及更年期，身體都會急速出現變化，這些時期最容易出現自律神經失調的問題。所以，我們絕對不能自行判斷問題，一定要前往醫療機關找出確切的原因並接受適當的治療。

「自律訓練法」（參考下頁）是改善自律神經失調症的方法之一。這個訓練法是一種放鬆技巧，是透過自我暗示消除精神與肉體上的不安及緊張，可以有效穩定精神。熟悉這套自律訓練法以後，不論何時何地都能進行，請各位一定要試著做做看。

正確攝取能使神經系統正常運作的維生素

日常飲食也要積極攝取有助於自律神經的養分，那就是維生素。維生素是體內無法自行合成的微量營養素，大致可分為水溶性維生素（B群、C）與脂溶性維生素（A、D、E、K）。維生素具有讓體內維持正常平衡的作用。此外，維生素對於蛋白質的代謝和製造紅血球具有相當重要的作用，與醣類、脂質的代謝也有一定的關聯。

維生素還有助身體合成細胞內的核酸、蛋白質、脂質，維持精神穩定與平衡，提高專注力與記憶力。

身體若缺乏維生素，就會出現神經過敏、焦慮煩躁、突如其來的鬱悶等症狀，也可能造成專注力及注意力下降。而且，缺乏維生素會影響末梢神經系統，導致運動功能失調、手腳麻痺、疼痛等問題。

富含維生素的食物有蛤蜊、蜆、肝臟、沙丁魚、雞蛋、起司、菠菜、牡蠣、檸檬或各種黃綠色蔬菜等等，要盡量多攝取這些食物，保持營養均衡的飲食習慣，才有助於預防及改善自律神經失調。

若有不得已的原因，難以維持營養均衡的飲食，也可以透過營養補給品補充不足的營養。

（池田健）

◆有益自律神經的食物

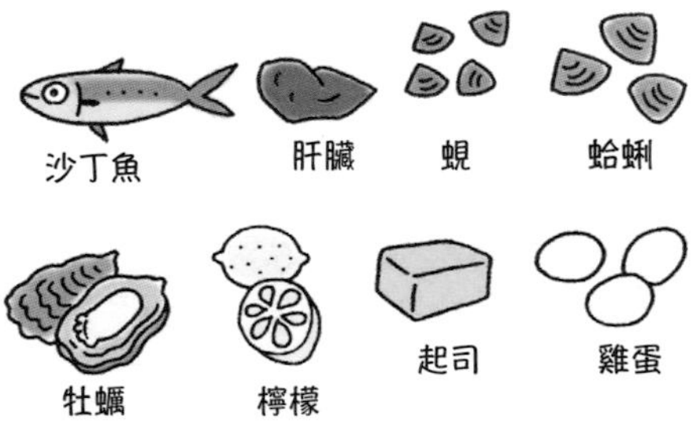

肝臟、蛤蜊、沙丁魚、蜆、起司、雞蛋、牡蠣等食物都有豐富的維生素。

自律訓練法的步驟

自律訓練法是透過自我暗示消除精神和肉體上的不安與緊張，
優點是熟練以後在任何地方都可以做。
以放鬆療法來說，是一種非常有效的方法。
坐在椅子上或躺在地上，閉上眼睛進行腹式呼吸，在腦海中重複以下的步驟。

1. 感覺右手很重
2. 感覺右手很溫暖
3. 感覺心臟慢慢地在跳動
4. 感覺呼吸很輕鬆
5. 感覺腸胃附近很溫暖
6. 感覺額頭涼涼的

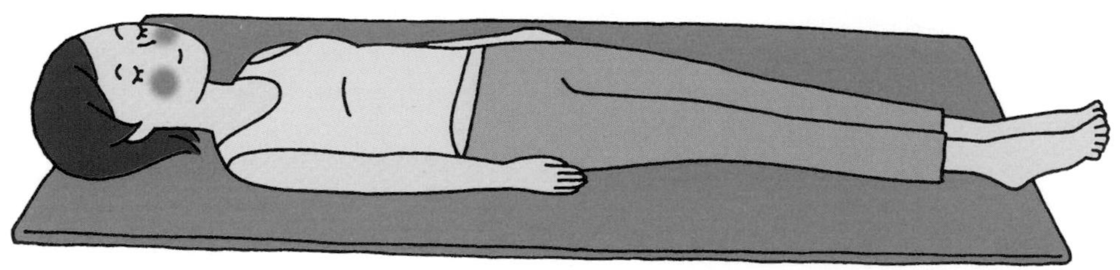

右手做完之後，依序做左手、右腳、左腳。

用【喜馬拉雅紅茶】的肉桂香氣撫平煩躁情緒

薑與肉桂具有舒緩壓力、調節自律神經的效果

「喜瑪拉雅紅茶」指的是加了薑與肉桂的紅茶。以印度傳統醫學阿育吠陀的食譜為基礎，使用我們方便取得的材料，重現喜馬拉雅當地的紅茶。

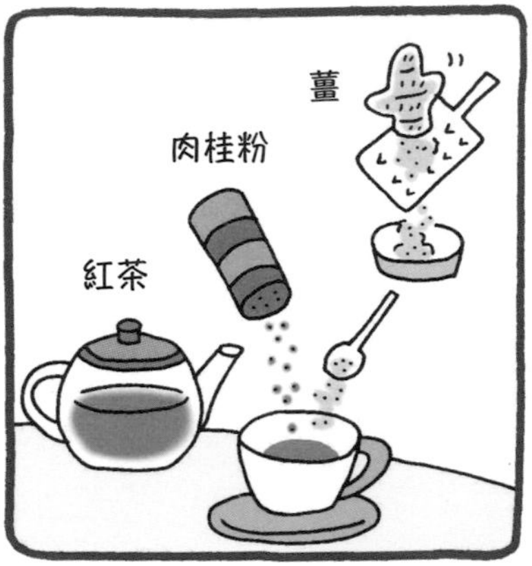

薑

肉桂粉

紅茶

薑酮是薑的辣味成分，具有發汗作用，吃薑可讓身體從內部提升體溫與血液溫度，促進新陳代謝，還能改善壓力造成的肩頸痠痛、便祕、腹瀉、肌膚粗糙等問題。

而具有獨特香氣的肉桂則有促進食慾的作用，芬芳香醇的氣味可調節自律神經，具有放鬆身心的效果，緩和焦躁不安的情緒，讓人恢復平靜。

鈉離子過高是高血壓的原因之一，而紅茶當中的鉀離子有助於把身體過多的鈉排出，達到降血壓的效果。

此外，紅茶還有很好的利尿效果，能將造成水腫及手腳冰冷的多餘水分排出體外。

對於深受壓力所苦的現代人而言，上述食材除了有極佳的功效，還具有抗氧化的作用。

也就是說，喜馬拉雅紅茶不僅可以緩解壓力，還能夠防止因活性氧造成的細胞氧化，是絕佳的健康飲品。

我建議晚上時段喝喜馬拉雅紅茶，這樣能夠消除一整天的疲勞，並減輕白天體內增加的活性氧待來的傷害。

★作法 在150～200㎖的紅茶裡，加入$\frac{1}{3}$～$\frac{1}{2}$小匙的薑泥，再灑上些許肉桂粉即可。

（落合敏）

用釋放γ-胺基丁酸【鹽滷糙米飯】的力量改善更年期障礙等「大腦版肩膀僵硬」問題

改善更年期障礙 並兼具瘦身效果

「鹽滷糙米飯」是用泡過鹽滷水（海水製鹽後殘留的液體，具有苦味）的糙米炊煮而成，是一種有助改善及預防高血壓、壓力症狀、更年期障礙、憂鬱症、輕度認知症等疾病的食物。

此外，許多人在持續食用鹽滷糙米飯後便自然變瘦，解決了肥胖問題，因此成為了備受注目的減肥新食物。也就是說「好米自然對身體也好！」。

大量攝取能提升腦神經代謝機能的γ-胺基丁酸！

為什麼鹽滷糙米飯有這麼厲害的功效呢？

用鹽滷水浸泡糙米，會使其當中用來發芽的酵素開始產生作用，如此一來，就會增加糙米的胺基酸與糖，讓米飯變得更加柔軟，連同味道也會變得更香甜。

而且，糙米內部原本在休眠的麩胺酸就會轉變成γ-胺基丁酸並急速增加含量。

把糙米浸泡在水裡僅2～5小時，糙米中的γ-胺基丁酸含量就會增加3～6倍，變成10～20㎎，而胚芽米中的γ-胺基丁酸含量更是增加了10～20倍，變成300～600㎎（皆為100g的糙米）。米的品種不同，γ-胺基丁酸的含量自然也會有差別。

γ-胺基丁酸是用來控制腦神經系統的成分，相對於麩胺酸是讓腦神經系統活絡運作，γ-胺基丁酸的作用則是消除大腦或神經的疲勞，使血壓回到正常範圍等等。

簡單來說，麩胺酸就像是大腦與神經的油門，而γ-胺基丁酸則扮演煞車的角色。當麩胺酸全力作用時，我們的大腦就會過度疲勞，容易造成壓力或引起憂鬱症等問題，而γ-胺基丁酸則能夠抑制大腦過度疲勞。

如左頁表格所示，臨床實驗已經證實γ-胺基丁酸有助於舒緩壓力、憂鬱症、自律神經失調、更年期障礙等「大腦版的肩膀僵硬」的症狀。

（堀野俊郎）

鹽滷糙米飯的作法

1 製作鹽滷水

把鹽滷倒入300mℓ的水中，攪拌均勻。

2 把糙米浸泡在鹽滷水中

將糙米浸泡在鹽滷水中約5個小時。請放在20度以下的地方，以免滋生細菌。

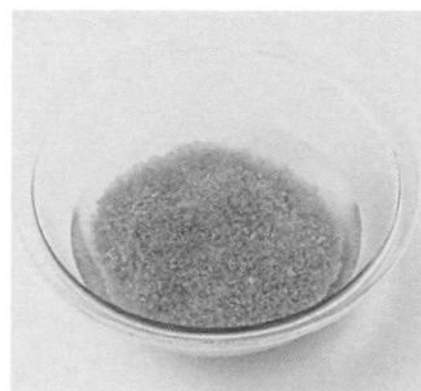

3 洗米

倒掉鹽滷水，並用清水將糙米輕輕洗淨。（也可以不洗）

4 炊飯

以一般的炊飯方式炊煮。由於鹽滷的成分已滲入糙米，換成純淨水煮出來的糙米飯會更好吃。

Point

● 當作每日3餐的主食。

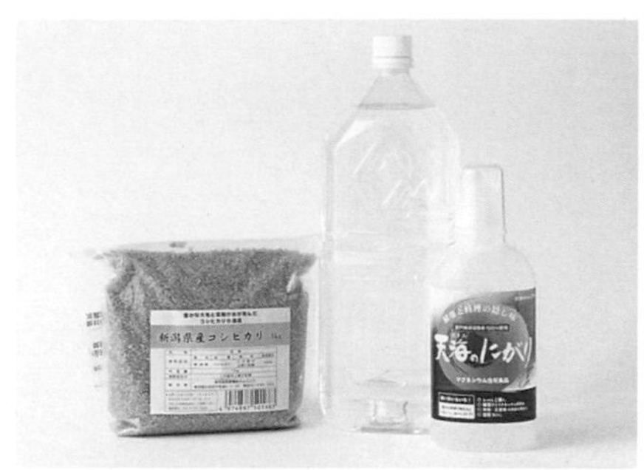

食材 4～5餐份

糙米……2杯

水 做鹽滷水用……300mℓ

炊飯用……適量

鹽滷（市售品）……4小匙（20mℓ）

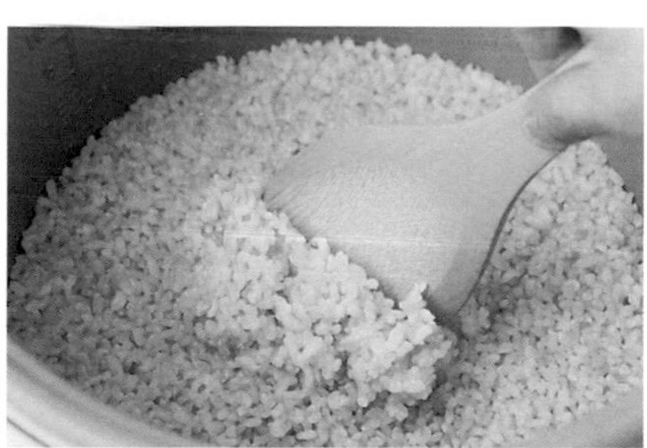

5 完成！

鹽滷糙米飯比一般的糙米飯更加鬆軟且濕潤。 不喜歡糙米味道或口感的人， 可以嘗試1 ：1的比例混合鹽滷糙米與白米煮成糙米白飯， 也可以將鹽滷糙米飯磨成粉末或是煮成粥。

◆對於更年期障礙或憂鬱症也有效

	已確實改善	相當改善～已改善	無變化	惡化
更年期障礙	0人	6人	3人	0人
自律神經失調	0	2	1	0
初老期憂鬱症、初老期認知症	1	3	1	0
憂鬱症、躁鬱症	1	2	0	0

這是前往精神科門診求診的20位女性（平均年齡49.4歲）連續8週食用γ-胺基丁酸胚芽的實驗結果。有效在短時間內改善壓力或焦躁症狀。

藉由【胡蘿蔔酒】發揮酒與胡蘿蔔的雙重藥效，擊退自律神經失調引起的手腳冰冷及胃弱

提升血液功能的胡蘿蔔之力

紅蘿蔔大約在2000年前傳入中國，中國人也稱這種作物為「胡蘿蔔」（從西方來的紅色蘿蔔）。胡蘿蔔最常見的用途就是料理，感冒咳個不停、感染德國尋麻疹、吃太多食物或是食物中毒等情況時，也有人會把胡蘿蔔磨成泥食用。在東方醫學的角度，胡蘿蔔被視為是一種具有各種功效的蔬菜。

胡蘿蔔具有增進體力與提升免疫力補充身體元氣作用，可促進內臟的活動，有效提升血液功能。另外，許多人都不曉得胡蘿蔔其實也有強身健體的效果，多吃點胡蘿蔔能夠讓人更有精力。

胡蘿蔔雖可改善自律神經失調所造成的手腳冰冷及胃功能不好，甚至提升免疫力，但並不是一吃見效，一定要每天適量攝取才能穩定且確實地發揮其功效。

將胡蘿蔔做成料理或打成蔬果汁便足以發揮其效果，用清酒浸泡胡蘿蔔還能更快見到成效。清酒基本上都能提高藥材的藥效，也就是讓藥效更快發揮作用。若想要快點見到胡蘿蔔的功效，可以試試看這杯胡蘿蔔酒。

另外，若是因更年期障礙導致上半身潮熱但下半身冰冷，或是有嚴重生理痛的女性，請使用紹興酒或紅酒代替清酒，因為這兩種酒對女性來說更好入口，且暖身驅寒的效果非常好。

有手腳冰冷問題的人可以在睡前來一杯

手腳冰冷導致晚上睡不好的人可以試著睡前來一杯紅蘿蔔酒，胃功能不好的人也可以把胡蘿蔔酒當成餐前酒，用餐之前先喝一杯。

此外，當身體某部分出現發熱的情況時，請先避免飲用胡蘿蔔酒。具體來說，就是出現發燒、紅色丘疹、熱中暑、喉嚨痛等症狀時，就得暫時停止喝胡蘿蔔酒。

（邱紅梅）

胡蘿蔔酒的作法

食材 胡蘿蔔……500g（中型約3條）
清酒……750mℓ
檸檬汁……約1小匙

Point

- 每天約喝1小杯清酒杯的份量即可，建議在晚餐後至睡前喝。
- 沉澱在底部的胡蘿蔔渣含有豐富的養分，絕對不能浪費。

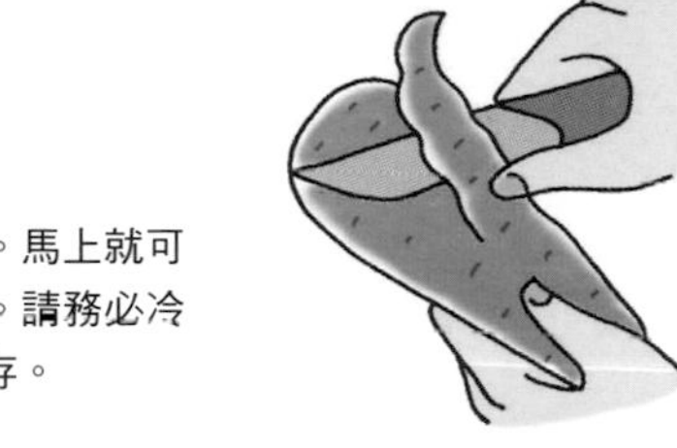

1 胡蘿蔔削皮。靠近皮的部分也含有許多營養，所以削掉薄薄一層即可。

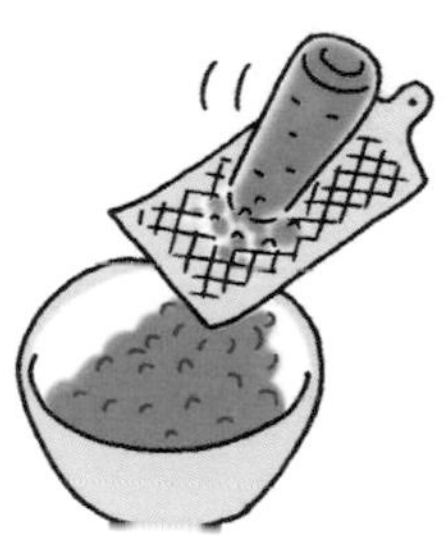

2 用磨泥器把胡蘿蔔磨成泥狀。

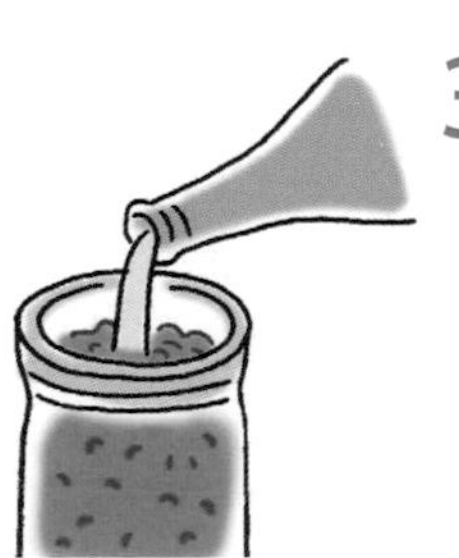

3 把胡蘿蔔泥倒入密封容器，再倒滿清酒。

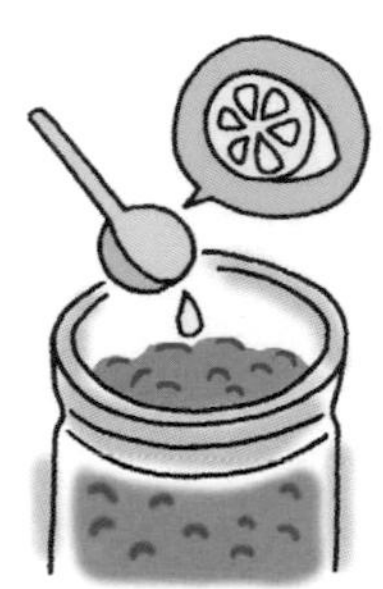

4 加一點檸檬汁可避免氧化。

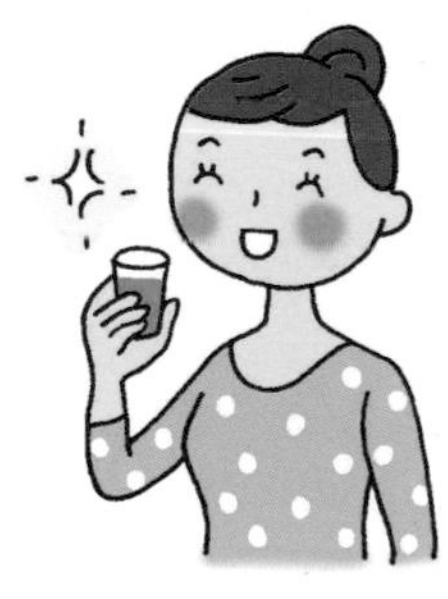

5 完成。馬上就可以喝。請務必冷藏保存。

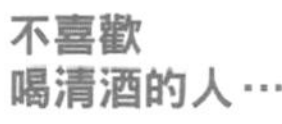

不喜歡喝清酒的人……

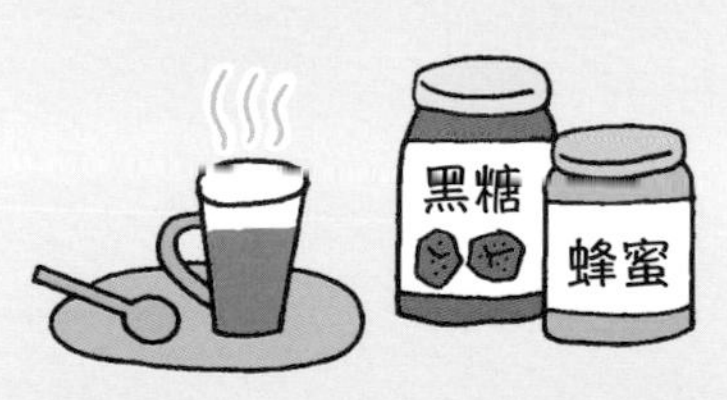

不喜歡喝清酒的人可將1次份量的胡蘿蔔酒倒入小鍋子加熱，煮到沒有酒味再飲用。另外，也可以把胡蘿蔔酒加上一點蜂蜜或黑糖，讓味道變甜一點。不過，吃太多蜂蜜或糖對身體不好，因此請酌量添加。用氣泡水或礦泉水把胡蘿蔔酒的味道稀釋一點也是不錯的方法。

【坐著踏步】改善全身血管的血液循環 就能解決手腳冰冷、關節疼痛、便祕問題

改善血液循環，解決手腳冰冷、關節痛、便祕等問題

「坐著踏步」是一套讓全身血液循環變得更有效率的動作，可有效改善全身的不適症狀，其中最被受期待的就是解決手腳冰冷、關節痛、便祕。

包含微血管在內，人類體內的血管長度總計約為10萬km，可繞行地球2圈半，若想要讓血液順利流經身體每一處的血管，就必須下點工夫。

血液會在微血管內將氧氣及養分交給肌肉，並接收二氧化碳及老廢物質。但通常我們身體裡有一半的血液都未發揮作用，身體末梢的手腳特別容易感到冰冷就是因為這個緣故。

因此，解決手腳冰冷的最大關鍵就是改善全身的血液循環。首先要做的就是透過5個踏步動作全面刺激腳底，提升腎臟的功能。這麼一來，全身的溫度都會提升，下半身的冰冷問題也能獲得改善。尤其是在睡前做這幾個動作，還能解決以往手腳冰冷導致睡不好的問題，具有助眠的效果。

血液循環變好也會緩解膝蓋疼痛、腰痛、肩頸痠痛等關節疼痛的問題。這是因為關節附近的肌肉不再像之前那樣緊繃，能夠恢復以往靈活的活動。另外，由於坐著踏步的動作會使用到腹肌，因此也有助改善便祕問題。改善便祕的最大關鍵就是腸道（腹部）蠕動。

藉由各種姿勢的踏步刺激平時少用的肌肉

進行坐著踏步的動作時，請從身體可接受的強度開始嘗試。強度過大的運動可能會危害身體健康，尚未放鬆肌肉就勉強運動的話，不只效果不好，也會對關節造成負擔，導致身體疼痛。

另外，做這些踏步的動作是為了稍微刺激平時少用的肌肉，讓新鮮的血液能夠流到這些部位，以促進新陳代謝。這些動作也有助髖關節附近的肌肉分配到更多的血流，並鍛鍊下半身的平衡，進而預防受傷。

（二村ヤソ子）

坐著踏步的作法

Point

- 重複做2組。做第一次的時候，大約是1秒踏1步，第二次的速度要比第一次快。
- 抬腳的高度約為20㎝。
- 一邊想像讓血液在體內循環，以緩慢且放鬆的節奏進行。
- 雙手一起擺動的效果會更好。

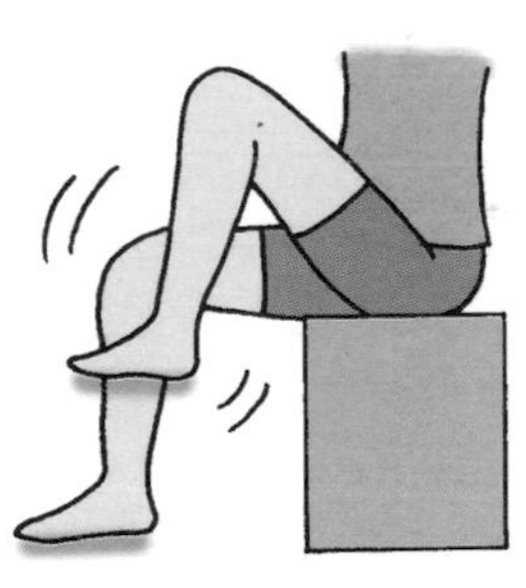

1 把整個腳底踩到地面，共踏10次。

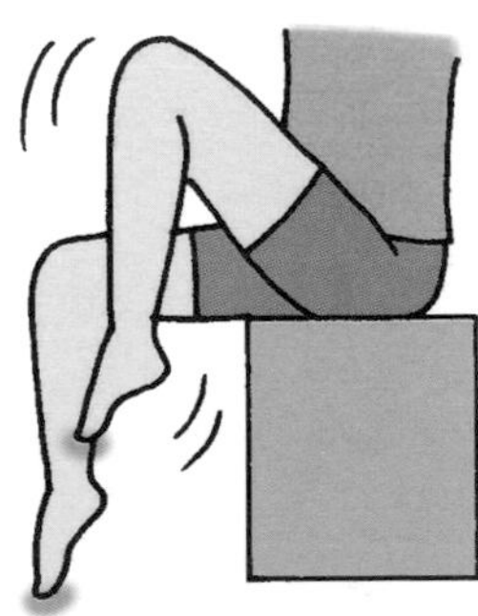

2 踮起腳尖踏步10次。

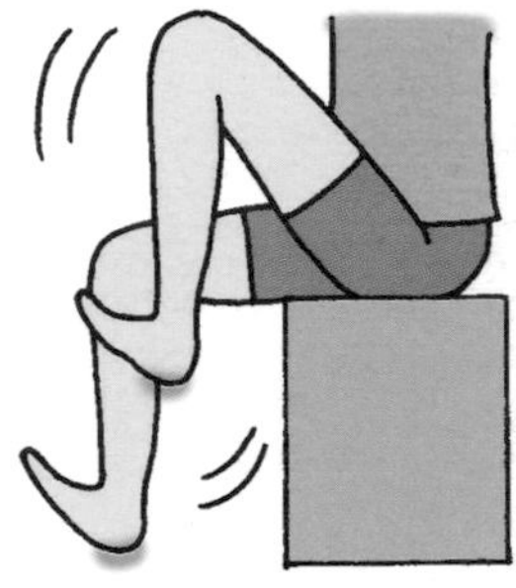

3 用腳後跟踏步10次。

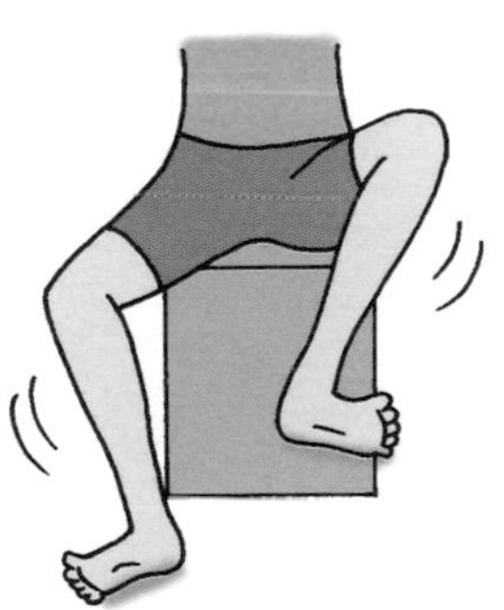

4 用腳底外側踏步10次。

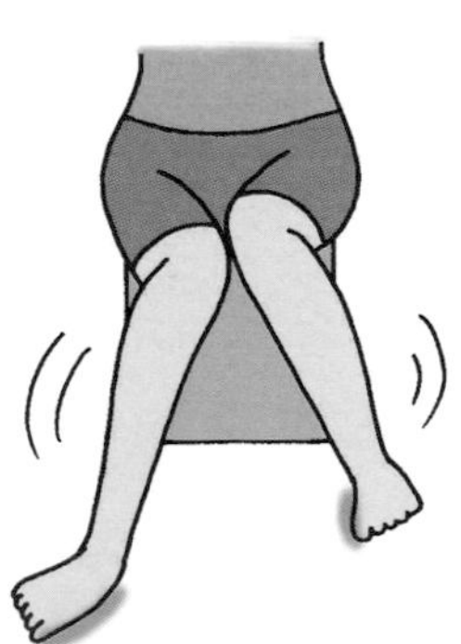

5 用腳底內側踏步10次。完成以上步驟為1組。

學相撲力士的【四股踏步】鍛鍊下半身平衡，改善自律神經失調症引起的暈眩、耳鳴

耳鳴和暈眩的原因跟小腦有關連

有暈眩或耳鳴問題的人愈來愈多，引起這些症狀的原因除了在於耳朵，有時也跟小腦中的前庭小腦有關。舉例來說，人在喝了酒之後都會覺得身體輕飄飄的，其實就是因為酒精影響了前庭小腦的運作。另外，有些染髮劑中含有苯胺染料的衍生物，由於染劑滲入頭皮並影響了前庭小腦，所以有些人染了頭髮以後才會覺得暈眩或耳鳴。

那麼，各位知道為什麼前庭小腦跟暈眩有關連嗎？其實是因為來自眼睛、四肢、自律神經的資訊都會集中在前庭小腦，一旦資訊量過大，就會導致平衡系統出現問題，引起混亂。舉例來說，看著一直轉圈的東西、壓力過大或睡眠不足時，我們就會覺得身體不舒服。這些都是由於來自眼睛、四肢與自律神經的資訊無法受到控制，進而引起的反應。當平衡系統失去控制，身體就會喪失平衡感，出現頭痛、盜汗、噁心想吐等反應。

身體的平衡系統由內耳當中的三半規管控制。由於三半規管充滿淋巴液，當頭部處於不穩定的狀態時，裡頭的淋巴液就會跟著搖晃，所以我們就會產生類似暈車的感覺。芭蕾舞者之所以能夠目不轉睛地持續旋轉，就是因為他們透過訓練讓三半規管之一的外側半規管與地面保持水平，使其中的淋巴液不受晃動。

平衡系統可以透過必備平衡感的【四股踏步】來鍛鍊

我要推薦給各位的就是「四股踏步」這個動作。要踮著腳尖並把膝蓋往外開，必須具備相當良好的平衡感。而且，當我們打開雙腳並保持上半身挺直的姿勢往下坐，再進行身體重心上下移動的動作時，不僅能夠鍛鍊到平衡系統，還有助於穩定下半身，鍛鍊身體肌肉的柔軟性。

請各位務必試試看持續每天早上進行10次，晚上再進行20次。

（坂田英明）

四股踏步的作法

指導＝廣戶聰一

Point

● 早上做10次，晚上做20次。

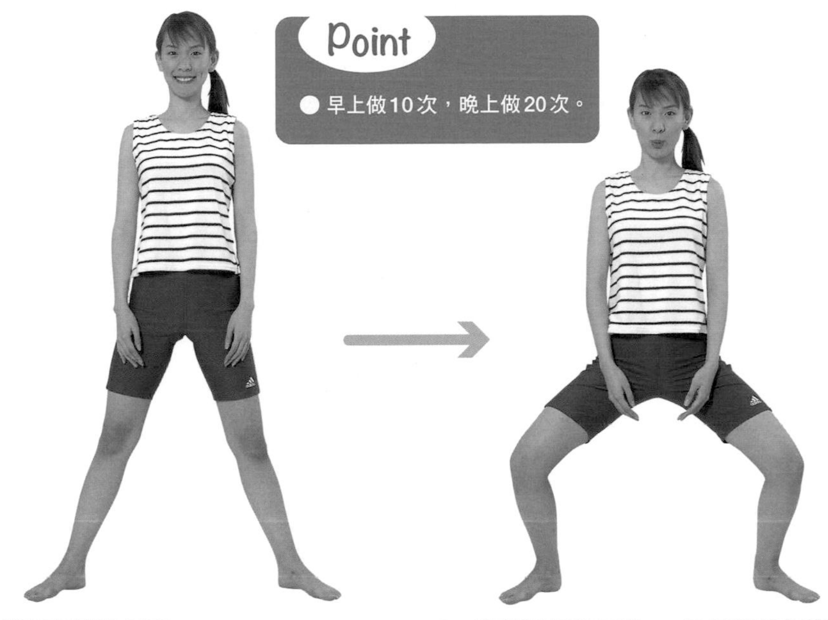

1 雙腳打開比肩寬

抬頭挺胸站直，雙腳打開略比肩寬。肩膀放鬆，注意不要聳肩與拱背。雙手自然垂放即可。

2 臀部慢慢往下坐， 只把膝蓋打彎

一邊慢慢吐氣，一邊慢慢地彎曲膝蓋往下坐。往下坐到一定程度後，維持10秒靜止不動，再回到1的姿勢。此時上半身不可前後左右搖晃。

膝蓋不需要過度彎曲。可以放一張椅子在身後，當臀部稍微碰到椅面後，就可以回復原來的姿勢。注意別讓上半身搖晃。

1

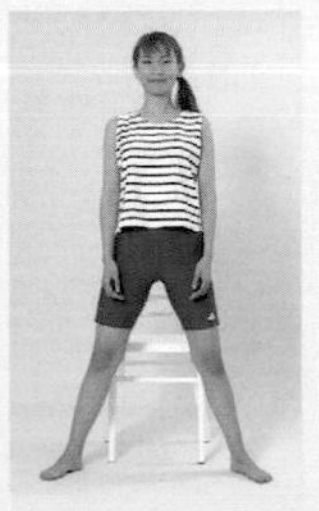

放一張椅子在身後，雙腳打開略比肩寬。

2

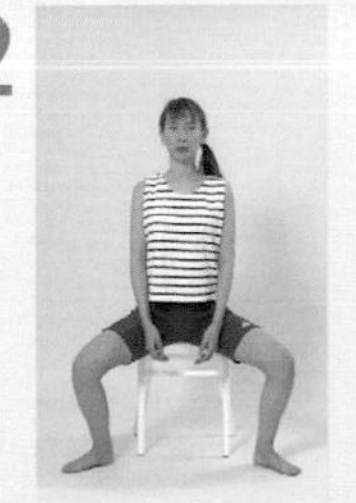

臀部往下坐，稍微碰到椅面即可停止。

3

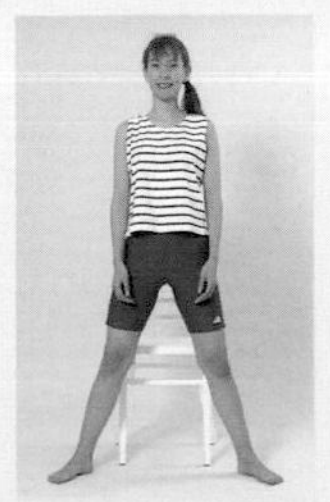

當臀部碰到椅面後，維持上半身不動的姿勢慢慢站起來。

【膝後按摩】促進靜脈血液回流，可有效改善自律神經失調，並提升體溫、消除水腫

只要按壓膝蓋後方的動脈再放鬆，就能提高體溫！

「膝後按摩」（膕窩動脈健康法）是以手指按壓位於膝蓋後方的膕動脈，且按壓血管的手指要反覆用力與放鬆。這套運動非常簡單，卻能促進全身血液循環，提高體溫，並且改善肩頸痠痛、手腳冰冷、高血壓、便祕等問題。

進行這套膝後按摩必須先以手指用力按壓膝蓋後方的膕動脈，暫時堵住血流，接著再放開手指，讓血液一口氣衝向末梢的雙足。當動脈的血流變強，原本停滯的靜脈血液也會被這股強烈的血流推動，就更容易回流到上半身。於是，我們的體溫就會上升，進而增加基礎代謝（身體靜止時消耗的熱量），原本囤積在體內的脂肪也會被拿來當成熱量燃燒。我實際以8名女大生為實驗對象，比較身體6個部位在進行膝後按摩前後的體溫變化，結果發現所有人的體溫都上升了，而且就算是距離心臟較遠的部位也大幅提升溫度（如下表）。

自律神經獲得改善不只讓體溫上升，也有瘦身效果

透過膝後按摩改善自律神經，體溫就會因此上升，脂肪燃燒的效果也會更好。

身體的溫度提高了，自然就會促進排汗，如此也能將體內的老廢物質、毒素、多餘水分排出體外。當身體少了這些不必要的物質，造成肥胖原因之一的水腫問題自然也跟著消除。

（入間川清子）

表◆8個人都透過膝後按摩提升了體溫！

		背部	腰部	大腿	小腿	足部	手指
按摩前	最高的人	35.1	34.7	34.9	34.5	34.6	34.8
	最低的人	33.8	32.9	33.5	32.3	31.5	32.4
	平均值	34.7	33.7	34.2	33.8	33.0	33.2
							（度）
按摩後（5分鐘後）	最高的人	35.8	35.1	35.9	34.7	35.9	34.9
	最低的人	34.6	33.6	34.7	33.8	34.5	33.2
	平均值	35.2	34.3	35.3	34.8	34.8	34.1
	前後差異	+0.5	+0.6	+1.1	+1.0	+1.8	+0.9
							（度）

全身上下的溫度都提升了。值得注意的是距離心臟最遠的足部、小腿、大腿等腿部的溫度都有明顯增加。實驗對象為8名女大生。

膝後按摩的步驟
（以右撇子為例）

Point

- 每天5分鐘，重複10次左右。
- 右撇子的人先做左腳再做右腳。左撇子的人相反。

1 直接坐在地上，左腳往前伸直，右腳彎曲踩地。

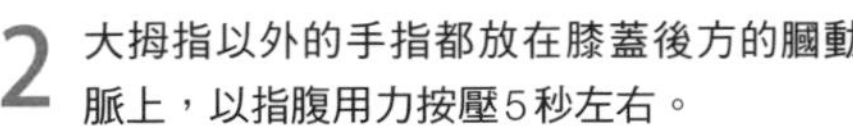

2 大拇指以外的手指都放在膝蓋後方的膕動脈上，以指腹用力按壓5秒左右。

3 5秒後放鬆手指。

4 輕輕搓揉膝後大約10秒後，再次用力按壓膕動脈。

5 重複10次以後，以同樣的方式按壓右腳。

若要有效地按摩，最重要的就是正確掌握脈搏強烈跳動的膕動脈的位置。

1

先了解脈搏跳動的感覺
先掌握手腕脈搏跳動的感覺，才能找到正確的膕動脈位置。

2

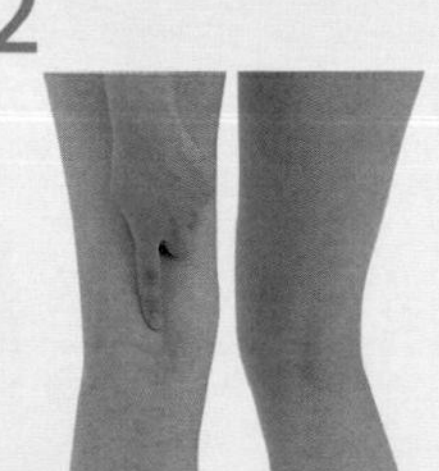

找到膕動脈
膕動脈就在膝蓋後側的下方或附近。用力按壓會感覺到脈搏在強烈跳動。

3

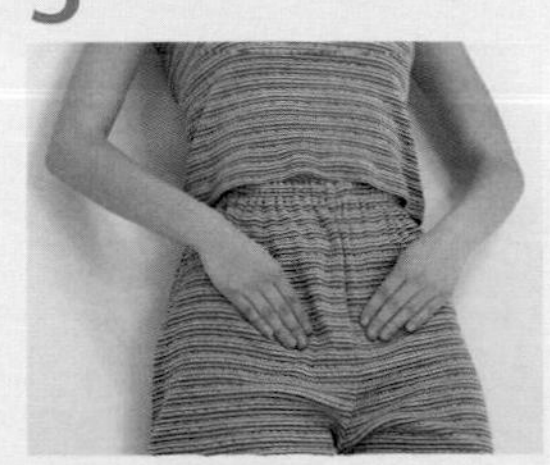

也要按壓大腿根
按摩完膝蓋後側以後，也要按摩大腿根處的大腿動脈，這樣促進血液循環的效果會更好。

藉由刺激喉輪的【頸部費洛蒙瑜珈】舒緩自律神經失調症的不適症狀

用風靡全球的健康法「瑜珈」調整身心

瑜珈起源於印度，如今已是風靡全球的健康法。不曾做過瑜珈的人應該也都知道做瑜珈時都要把身體折來折去，而其實這些姿勢都有意義。因為，反覆繃緊與放鬆肌肉與骨骼可以調整身體的狀態。

身體狀態的調整也會影響到我們的內心，最後就會達到身心調和。身與心的存在並非互不相關，唯有身心調和才能誕生出真正的生命力。

喉部有能量匯集的脈輪

就像中醫的觀念認為人體有「經絡與穴道」一樣，在瑜珈的觀念中，也同樣認為身體存在著生命能量的通道與匯集地，那就是脈輪。瑜珈認為身體裡有7大脈輪，其中一個脈輪就在頸部周圍的附近。嚴格來說，這個脈輪就位於喉部，掌管著溝通交流與判斷力。

溝通交流是口才好的女性最擅長的事情。實際上只要讓喉輪變活絡，就能促進身體分泌女性激素，讓人變得更有女人味，也讓人變得更年輕。不僅有養顏美容的效果，還能改善女性特有的不適症狀。這套【頸部費洛蒙瑜珈】是用來刺激喉輪的運動，採四肢撐地跪姿的「貓式」，讓背部到頸部重複收縮與拉伸。

這套瑜珈動作是藉由活動頸部到背部的脊椎骨並且配合調整呼吸，確實地調節自律神經，使自律神經的功能正常運作。可緩解潮熱、手腳冰冷、失眠等更年期的不適症狀，也有效緩解月經不順、經痛問題。

此外，許多女性在更年期或生理期前後都會忍不住焦慮煩躁、鬱鬱寡歡，而透過這套瑜珈動作也能穩定這些起伏不定的情緒。

（深堀真由美）

頸部費洛蒙瑜珈的步驟

Point

- 每天做3～5次。
- 睡前做會更有效。

吐氣
手腕在肩膀的正下方，膝蓋在髖關節的正下方！

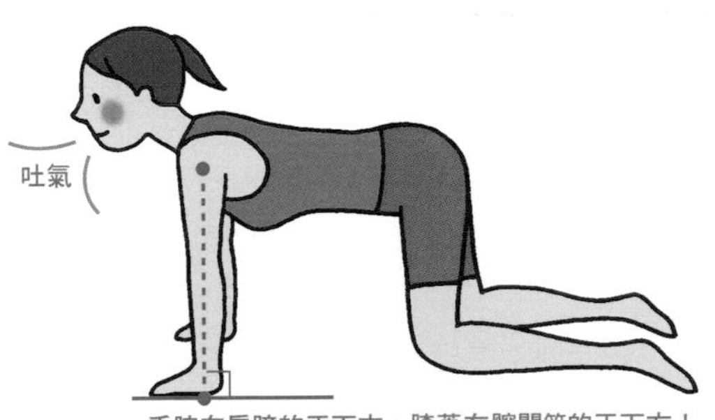

1 四肢趴跪在地

雙臂與肩同寬，雙膝與腳尖與腰部同寬，四肢趴跪在地。手臂與地面保持垂直，腳趾貼著地面，接著開始吐氣。

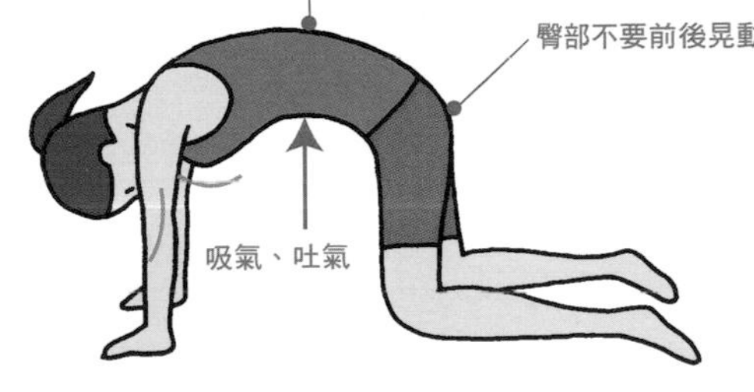

2 吸氣並把背部往上拱，維持這個姿勢

一邊用鼻子吸氣，一邊把背拱起來。一邊吐氣，一邊將頭部往肚臍方向靠近，呼吸5次。

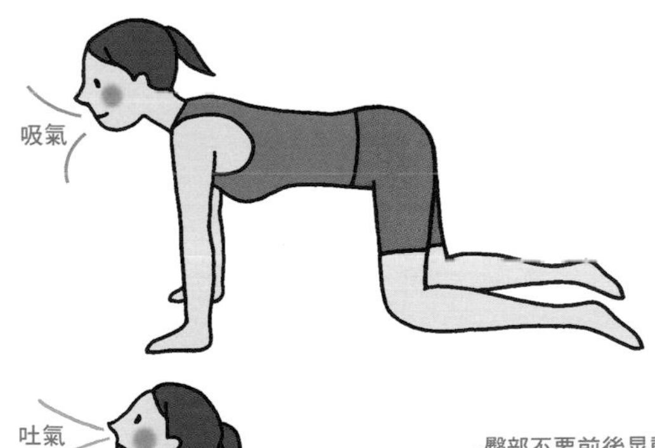

3 回到動作1

維持姿勢並完成5次呼吸後，一邊用鼻子吸氣，一邊回到1的姿勢。

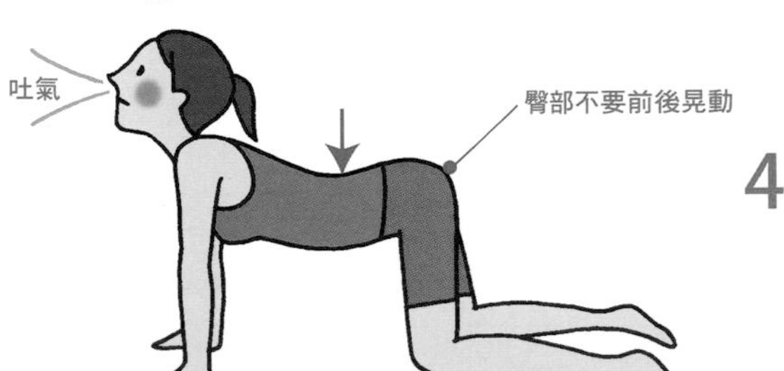

4 吐氣並把背部往下壓，維持這個姿勢

一邊吐氣，一邊把背往下壓，並且把頭往上抬起，讓喉部伸展開來，呼吸5次後回到1。

自律神經失調症引起手腳冰冷與失眠，主要是因為髖關節歪斜。利用【綁腿矯正法】即可矯正歪斜問題

髖關節歪斜會導致自律神經失衡

許多人坐著的時候會翹腳，而且還是習慣翹某一隻腳。不少的女性在側坐時也會固定坐某一側。

如果我說這些習慣都會造成手腳冰冷、肩頸痠痛、膝蓋痛、腰痛等問題，各位是否覺得很驚訝呢？因為這些坐姿都會導致「髖關節歪斜」。

髖關節歪斜會讓下半身的血液循環變差，造成手腳冰冷、膝蓋疼痛，還會讓骨盆腔中的內臟器官的血液循環變差，進而引起生理痛、月經不順等問題。此外，血液循環不佳會造成身體違反頭寒足熱的原則，引發自律神經失調、頭痛、失眠等問題。

綁住雙腿讓肌肉回歸正確位置

這裡要介紹【綁腿矯正法】，改善引發各種病痛的髖關節歪斜。這個方法非常簡單，只要坐著的時候用一條繩子固定住膝蓋上方，保持這個狀態

◆髖關節歪斜的原因

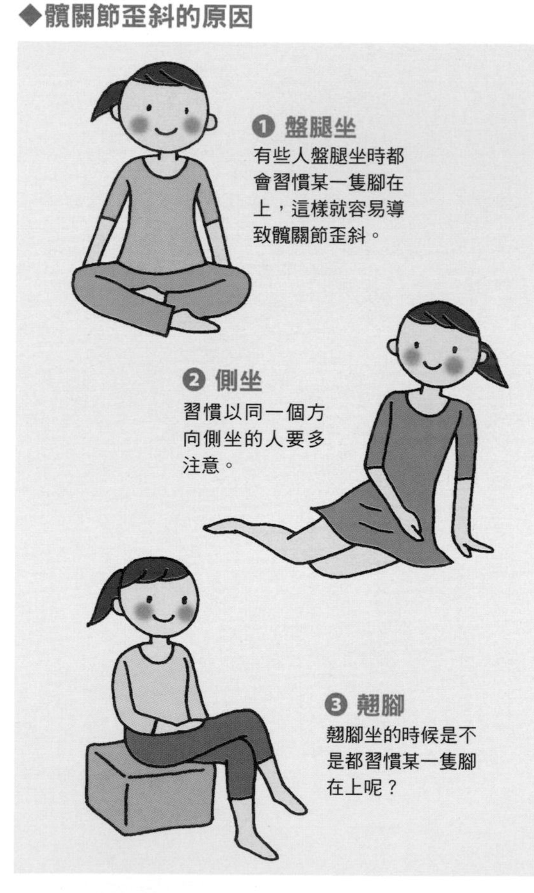

❶ 盤腿坐
有些人盤腿坐時都會習慣某一隻腳在上，這樣就容易導致髖關節歪斜。
❷ 側坐
習慣以同一個方向側坐的人要多注意。
❸ 翹腳
翹腳坐的時候是不是都習慣某一隻腳在上呢？

綁腿矯正法的步驟

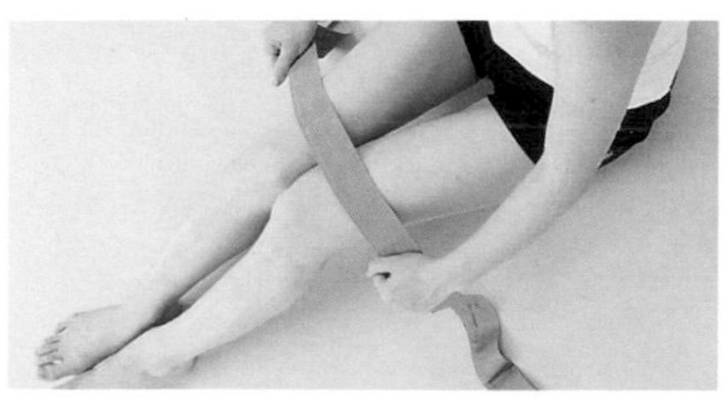

1 把繩子中間放在膝蓋上方的位置。

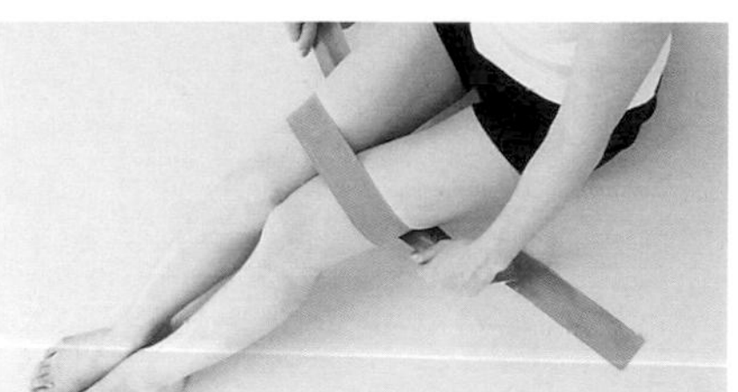

2 把繩子繞到膝蓋後面，交叉後再繞回正面的位置。

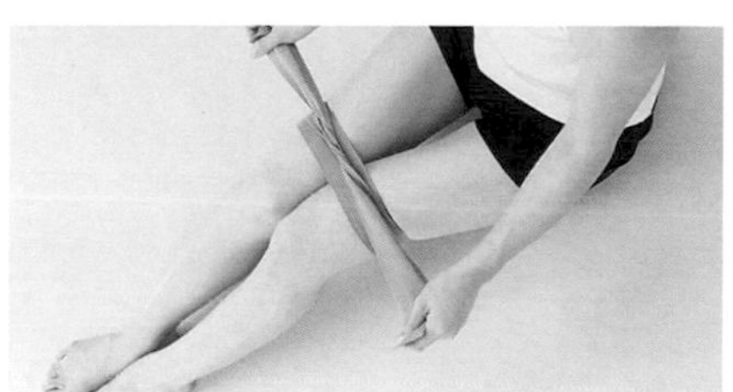

3 用力將繩子打結，繞了兩圈的繩了綁起來更牢固。

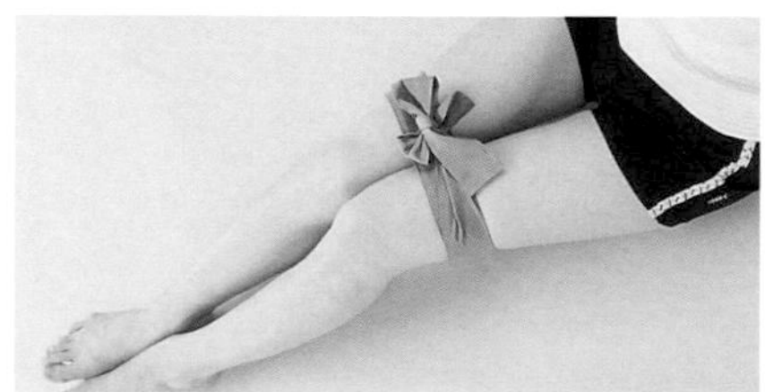

4 把繩結處打上蝴蝶結，這樣緊急時才可快速鬆綁。

Point

● 直接綁著雙腿入睡，跟平常一樣大概睡6～8小時。

準備工具

準備一條有寬度、有一定硬度的繩子，例如：舊領帶等等。絲襪、褲襪類具有彈性，無法確實固定雙腿，因此不建議使用。

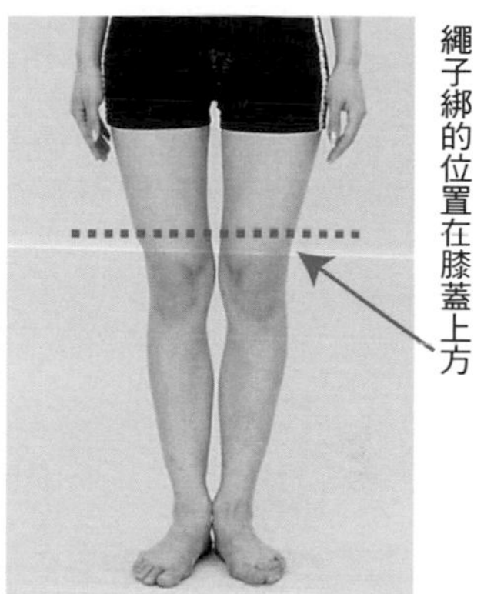

也可以綁住3個位置

如果想要更確實改善歪斜的髖關節，可以試著用3條繩子固定。先調整好雙腿的位置，再依序將膝蓋上方、膝蓋下方、腳踝上方綁上繩子固定。

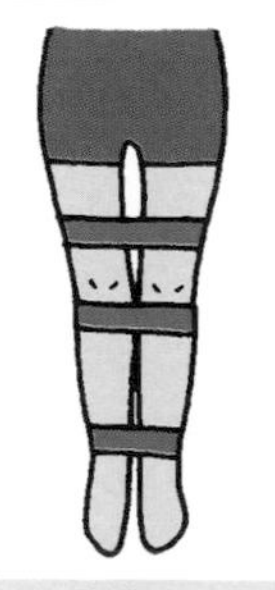

綁腿矯正法的訣竅

❶ 繩子要綁得夠緊

若要提升效果，最重要的就是繩子要綁得夠牢固。綁好後要再次確認繩子是否鬆垮或有空隙。

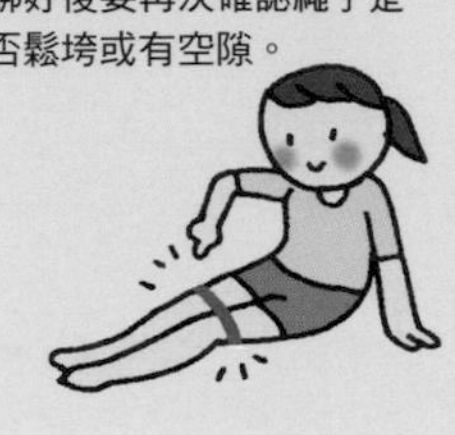

❷ 可以習慣綁腿後再綁緊

雖然最理想的狀態是把綁緊固定，不過剛開始綁的時候可能會覺得這樣有些不舒服，所以稍微放鬆一點點也無妨。

❸ 打上容易鬆綁的蝴蝶結

半夜要起來上廁所或突然有訪客時，若不能立即鬆綁可能會造成不便，因此建議以蝴蝶結固定。

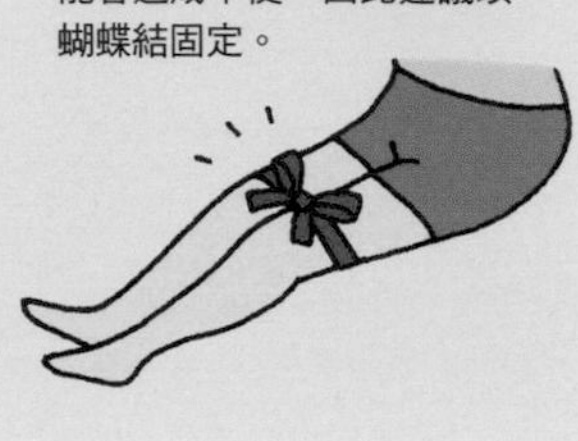

數小時即可。

也可以晚上就寢時再綁住雙腿，像往常一樣睡6～8小時即可。

這麼做可以矯正歪斜的骨盆，也能防止髖關節外旋。

有些人在改善骨盆歪斜的情況後，便在3個月內減下1～3kg，不過這個效果的程度當然也因人而異（綁腿矯正法可與其他健康法同時進行）。

這套綁腿矯正法共要綁住3個位置，分別是膝蓋上方、膝蓋下方以及腳踝上方，固定住這3點的效果最好，但不習慣綁住雙腿的人也可以試著先固定膝蓋上方就好。

這個方法還能夠提升身體的自然治癒力，也能改善腰痛、肩頸痠痛、哮喘、便祕、手腳冰冷、O型腿、月經不順等問題。

疼痛問題解決了，自然容易消除疲勞

或許有些人覺得用繩子綁住雙腿會讓血液循環變差，但這樣能讓歪斜的骨盆回到正確位置並改善血液循環。

原本冬天一定要穿襪子才不會冷到睡不著的人在嘗試綁腿矯正法之後，現在不用穿著襪子也能好好入睡。此外，當身體的血液循環獲得改善，也會帶走囤積在肌肉裡的疲勞物質或引起身體疼痛的物質。

有些人剛開始嘗試綁腿矯正法會難受得睡不著，這一點正是骨盆已經歪斜的最有力證明。只要身體的平衡恢復左右對稱，很快就能習慣這樣的姿勢入睡，但萬一怎樣都睡不好的話，還是可以稍微放鬆繩子的鬆緊度。

（奧村耕二）

讓溫熱的蒸氣緩緩滲入肌膚。用【蒟蒻貼布熱敷】改善自律神經失調引起的手腳冰冷問題

體溫調節功能變差，身體就會出現各種問題

最近，有愈來愈多的人都有「低體溫」的問題，也就是體溫低於正常溫度的36・5度。造成低體溫的原因有很多，但我認為負責調節體溫的自律神經失調應該也是主要的原因之一。一旦身體的體溫調節功能變差，不僅容易手腳冰冷，也會引起肩頸痠痛、頭痛、免疫力下降等問題。

若想要擺脫這樣的狀態，首先最重要的就是提高身體的溫度。這裡要介紹的是蒟蒻貼布熱敷法，這是一種非常簡單的方法，只需把溫熱的蒟蒻敷在腹部，就能有效率地提高身體溫度。果凍狀的蒟蒻號稱「天然的貼布」，熱能可以蓄積在蒟蒻的分子之間，具有極佳的保溫效果，再加上蒟蒻恰好適中的濕度，可說是最適合當作貼布的材料。水氣裡的熱度會透過皮膚慢慢地滲入體內，所以不僅皮膚，連身體內部也會覺得暖呼呼。

使用蒟蒻貼布熱敷的位置也很重要。肚臍下方約4指寬的地方是「關元」穴，只要熱敷這個穴道，就可以讓全身上下都溫暖起來。熱敷身體中心的腹部本來就是提高體溫最有效率的方法。不僅如此，熱敷腹部還會讓腎上腺變活躍，能促進腎上腺分泌激素。自律神經由交感神經與副交感神經組成，當這2個神經的功能減弱時，自律神經的整體功能就會下降。這時若能夠促進腎上腺分泌激素，就能夠同時提高交感神經與副交感神經的功能。

使用蒟蒻貼布熱敷的時機不拘，早上熱敷能讓身體在開始一天的活動之前做好準備。白天的活動會讓身體處於過度緊張的狀態，晚上熱敷則能放鬆身心，有助睡眠。

（水嶋丈雄）

號稱維生素C寶庫的【青椒】對抗壓力與消除慢性疲勞的效果堪稱一絕

壓力與慢性疲勞是日本人的兩大健康威脅

現代日本人背負的龐大壓力早已不可同日而語，而且也像歐美國家批評日本的工時過長一樣，愈來愈多人都被做不完的工作追著跑，導致慢性疲勞的問題。

2顆青椒即可補充1天所需的維生素C

如今，壓力與慢性疲勞可說是日本人健康的兩大威脅。

有一種營養素對於消除壓力與疲勞都有極佳的效果，那就是維生素C。當人類的身體感到壓力時，就會分泌腎上腺皮質激素與腎上腺素對抗壓力。

維生素C是身體合成腎上腺皮質激素與腎上腺的必要來源，所以當身體產生愈多壓力，就會消耗愈多維生素C。

除此之外，維生素C對於消除疲勞也有相當重要的作用。

人體會透過燃燒將醣類與脂肪轉換成熱量，而燃燒脂肪則必需仰賴肉鹼的輔助，維生素C就是人體合成肉鹼的必要來源。

當體內的脂肪無法順利燃燒，身體就得不到來自脂肪的熱量，也就容易感到疲累。

因此，只要平時攝取大量的維生素C，身體就不容易累積太多壓力與疲勞；感到疲累或有壓力時，及早補充維生素C也能加速身體復原。

近年的市場上都買得到非當季的蔬菜。像是富含維生素C的小松菜等等，一年到頭都會出現在店內的蔬菜架上。

既然有源源不絕的蔬菜供給，應該就不會有維生素C不足的狀況吧？只是，非當季蔬菜的味道與營養價值畢竟還是比不過當季蔬菜，所以最好還是購買當季蔬菜。相對於小松菜、菠菜等綠色蔬菜大多盛產於冬季，青椒的產季則落在多數蔬果尚未成熟的春夏之際，可說是夏季相當重要的維生素C供給來源。

檸檬被譽為維生素C寶庫，每100g的果汁含有50mg的維生素C。而每100g的生青椒則含有76mg的維生素C，這樣一比，各位應該就能想像青椒的維生素C含量有多麼豐富吧。

成人每日必需50mg的維生素C，算起來一天只要吃2顆中型青椒（維生素C約70mg）即可達到每日所需量。

只是，問題就出在維生素C易溶於水，也不耐高溫。舉例來說，雖然100g的生高麗菜含有41mg的維生素C，但汆燙過的高麗菜就會減少一半以上的維生素C，只剩17mg。

不只高麗菜，菠菜也是一樣。100g的生菠菜有60mg的維生素C，但汆燙後也只剩30mg。以上說的都是汆燙後的流失量，但就算改用大火快炒，還是會流失25～30％的維生素C。

然而青椒所含的維生素C耐高溫，不管是100g的生青椒還是100g的炒青椒，維生素C含量同樣都是76mg。即使經過汆燙，也不像高麗菜或菠菜一樣流失那麼多維生素C。

此外，維生素C遇到空氣中的氧氣就容易氧化，但青椒還含有能抑制維生素C氧化的維生素P。

綜合以上優點，青椒可說是人體補充維生素C的最佳食材。青椒最常見的料理方式就是油炒，也因為含有許多胡蘿蔔素，用油炒過以後更有助於身體吸收，因此炒青椒可說是一舉兩得。

除了炒青椒，還可以把挖掉籽的青椒塞滿雞絞肉、魚肉泥等食材，再下鍋油炸或煎烤，也是一道兼顧蛋白質與維生素的營養料理。

壓力是自律神經失調的導火線，若要打造出能夠戰勝壓力與疲勞的健康身體，那就要多吃點青椒，更有效率地補充維生素C。

（落合敏）

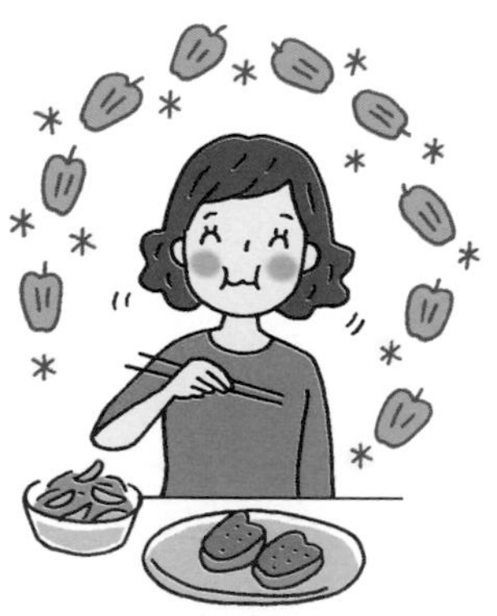

用富含維生素A的【胡蘿蔔】預防壓力引起的疾病

壓力過大而生病的患者通常都缺乏維生素A

胡蘿蔔會呈現橘紅色是因為裡頭富含胡蘿蔔素。胡蘿蔔素是一種天然色素，經人體吸收以後就會轉換成維生素Ａ。

每100g的胡蘿蔔含有7・3mg的胡蘿蔔素，是一日所需份量的2倍以上。算起來只要吃½條的中型胡蘿蔔即可達到一日所需份量。

如此看來，胡蘿蔔可說是富含維生素Ａ的最佳代表食材。

最近也有研究發現維生素Ａ還可以避免壓力對身體造成的傷害。

名古屋大學的中野紀和男老師最早注意到壓力與維生素Ａ的關連，他進行一項實驗，每天固定綑綁實驗鼠一段時間，藉此對老鼠施加壓力，觀察老鼠血液中的維生素Ａ濃度變化。

結果發現老鼠血液中的維生素Ａ濃度日漸減少，3天以後跟照常飼養的老鼠一比，濃度大概只剩一半。

他又進行下一項實驗，透過給老鼠補充大量的維生素Ａ，觀察維生素Ａ是否能避免壓力對身體造成傷

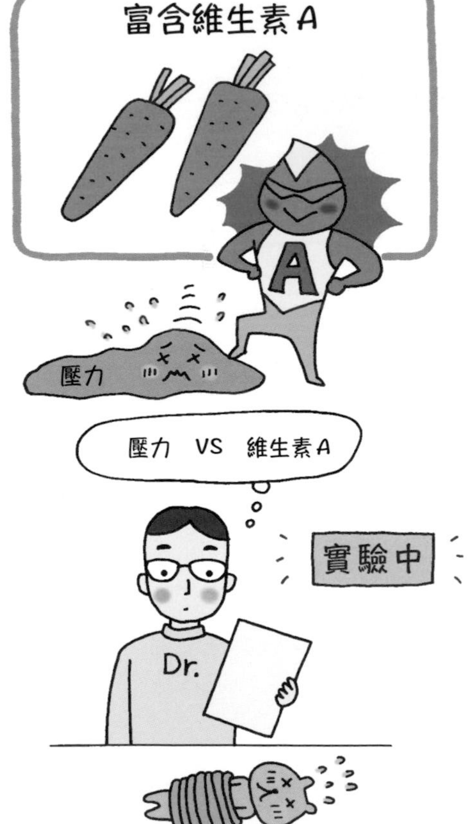

害。已知老鼠掉入水中以後，巨大的壓力會造成牠們胃潰瘍。

而這項實驗就是先給老鼠補充大量的維生素A，再觀察老鼠掉入水中後的狀況。

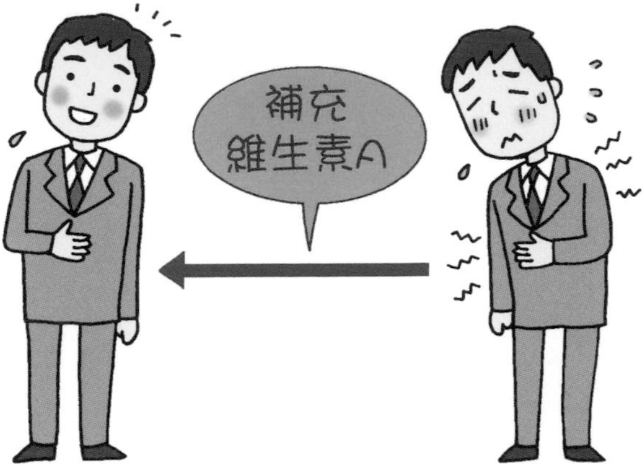

補充維生素A

結果發現補充大量維生素A的老鼠明顯比未補充維生素A的老鼠更不容易出現胃潰瘍。

這項實驗結果讓我非常感興趣，所以我也試著進行調查，看看人類又會是怎樣的情況。

我先請一些因壓力過大造成胃潰瘍、十二指腸潰瘍、胃炎、腸躁症、自律神經失調症等問題的病患做血液檢查，結果顯示所有病患血液中的維生素A濃度都不高。

因此，我請這些患者每天補充維生素A，過了一段時間發現約有70%病患都改善了原有的症狀。

另外，由於壓力造成的疾病容易反覆復發，我也請這些病患務必攝取足夠的維生素A以預防病情復發，同樣也獲得非常好的結果。

從這些臨床結果來看，維生素A確實具有避免壓力傷害身體的作用，也明顯有助於預防及改善壓力所造成的疾病。

我每天都會診治許多患者，其中約有2/3的病患的身心問題多少都是由於壓力過大所致。

若要防範於未然，不讓壓力導致身心出問題，平時就攝取足夠的維生素A也是一大重點。

號稱維生素A寶庫的胡蘿蔔是補充維生素A的最佳食材，希望在各位的餐桌上都能時常見到豐盛的胡蘿蔔料理。

（野村喜重郎）

山茼蒿的苦味可刺激副交感神經。完整保留營養成分的【山茼蒿牛奶】

山茼蒿「既是食物也是藥物」

山茼蒿是火鍋常用的食材，也是餐桌上常見的菜餚。其實在中醫的觀念中，菊科植物的花卉與葉子都是用來調節自律神經的藥材，而山茼蒿就是具有此功效的菊科植物之一，可說是一種「既是食物也是藥物」的蔬菜。

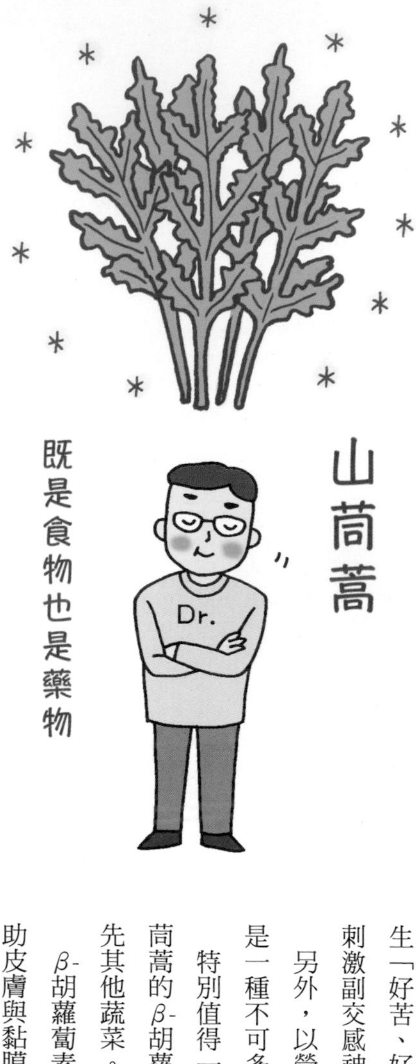

許多人都害怕山茼蒿獨特的苦味，但正所謂「良藥苦口」，山茼蒿的苦味來自於生物鹼，而這個成分則有助於調節自律神經。

討厭苦味是人體的本能，所以當我們吃到苦的食物時，身體就會將這些食物視為異物，並且驅使腸道將其排出體外。這時，下達指令促進腸道蠕動的就是副交感神經。

也就是說，我們吃到苦的食物並產生「好苦、好難吃」的感受時，就會刺激副交感神經。

另外，以營養成分來說，山茼蒿也是一種不可多得的好食材。

特別值得一提的是β-胡蘿蔔素。山茼蒿的β-胡蘿蔔素含量極高，遙遙領先其他蔬菜。

β-胡蘿蔔素進入體內就會轉換成有助皮膚與黏膜保持健康的維生素A。

不過，並不是所有進入體內的β-胡蘿蔔素都會轉換成維生素A，僅有一部份的β-胡蘿蔔素會轉換成足以供應身體所需的維生素A，其餘的則會儲存在體內，用來幫助身體去除體內的活性氧。而體內的活性氧一旦減少了，不僅能預防動脈硬化，還可以增加一氧化氮，有助活絡副交感神經的運作。

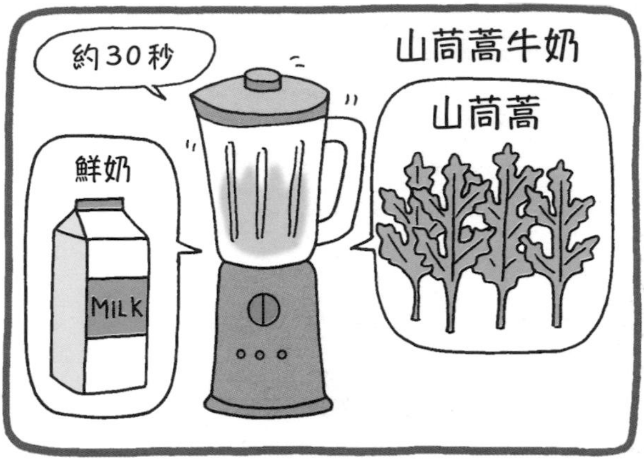

而且，山茼蒿還富含維生素B_1，能幫助大腦與神經正常運作，也含有豐富的維生素C，可提升身體的免疫力以及抗壓能力。

山茼蒿煮熟後的體積會減少許多，所以一次可以吃下大量的山茼蒿。只不過，加熱會造成維生素C流失，所以還是盡量食用生的山茼蒿，才能攝取到更多營養成分。

我要推薦給各位的是山茼蒿牛奶，山茼蒿汁加牛奶可以減緩苦味，喝起來會更順口。

而且打成蔬菜汁的話，僅用15～25g的山茼蒿也能得到非常好的效果，推薦大家嘗試看看。

★作法（4人份）將100g的山茼蒿與800㎖的鮮奶放入果汁機中，攪拌約30秒即可完成。攪拌過久的話，山茼蒿的纖維就會與鮮奶分離，喝起來不順口，所以稍微打一下即可。建議每天1杯。

（水嶋丈雄）

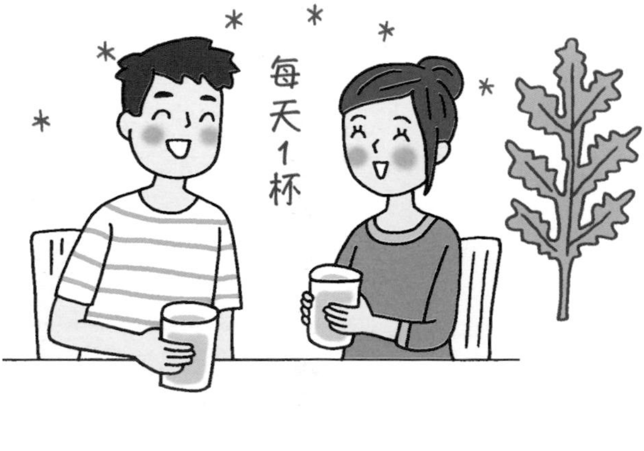

高度不對的枕頭會打亂自律神經的平衡，引起各種身體不適

不合適的枕頭會使交感神經亢奮

使用枕頭是為了讓疲累的頸部得以休息，但是當頸椎老化造成頸部變形，使原來的枕頭與頸椎無法契合時，就有可能因此壓迫頸椎，導致頸部的重要神經出現問題。其中，最容易受到影響的就是自律神經。當高度不對的枕頭壓迫到自律神經，就會造成交感神經亢奮，導致動脈收縮、血液循環變差，引起肩頸痠痛、頭痛、暈眩、噁心、失眠等問題。

選擇中間凹陷、可調整高度的枕頭

什麼樣的枕頭才適合自己呢？

首先，枕頭要能夠穩定後腦杓、與肩膀貼合，而且高度不對會造成頸部負擔。枕頭中間最好有凹陷，才能更穩定後腦杓。枕頭的高度一定要比自己覺得舒服的高度再低一點，可以抽出或填入枕心材料與調整高度的枕頭當然更理想。至於枕頭的硬度，建議40歲以後的人最好挑選比自己喜歡的軟硬度再硬一點的枕頭。

最後是枕頭的大小。我們晚上睡覺時平均會翻身20次以上，如果枕頭滑來滑去的，我們會下意識地把枕頭拉回來，睡得就不安穩。因此若要保持深度睡眠，枕頭就必須具備一定的大小，而最理想的枕頭長度約為50cm，寬度約為35cm。

不少有慢性睡眠障礙的人都在換了枕頭以後改善問題，各位不妨也確認一下自己的枕頭是否合適。

（奧山隆保）

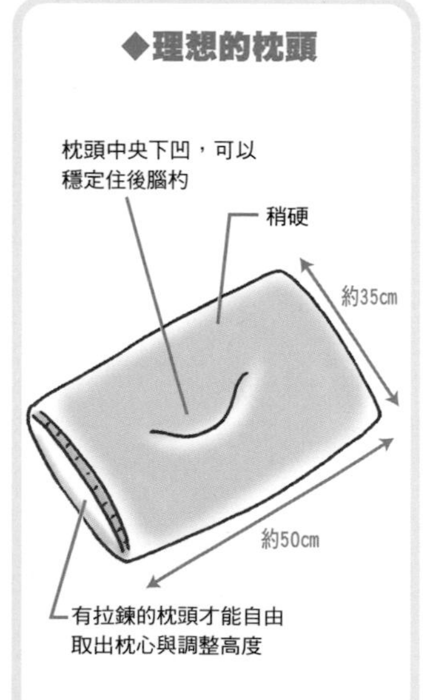

累積過多壓力就按壓這個穴道

精神疲勞、氣候異常等造成各種刺激時，
可能會導致自律神經失去平衡，引起壓力反應與慢性疲勞症候群。
一旦症狀變得更嚴重時，就會演變成憂鬱症，
所以有壓力就要立刻解決。（星虎南）

STEP
1
首先
做頸部的穴位伸展操

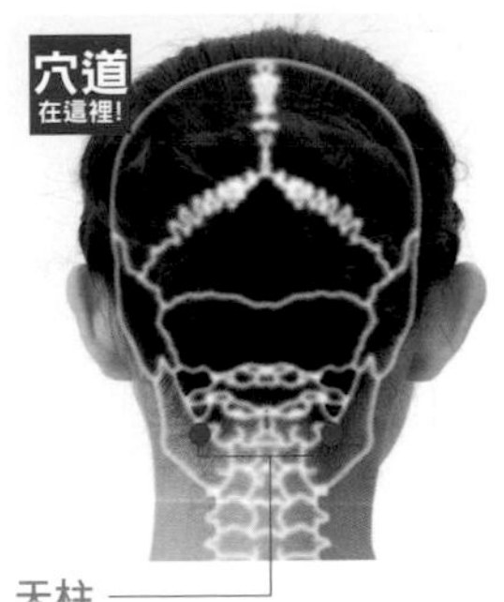

天柱
後腦杓下方的髮際處有2條直向的粗壯肌肉（斜方肌），就在斜方肌外側的凹處上。

用大拇指按壓穴道

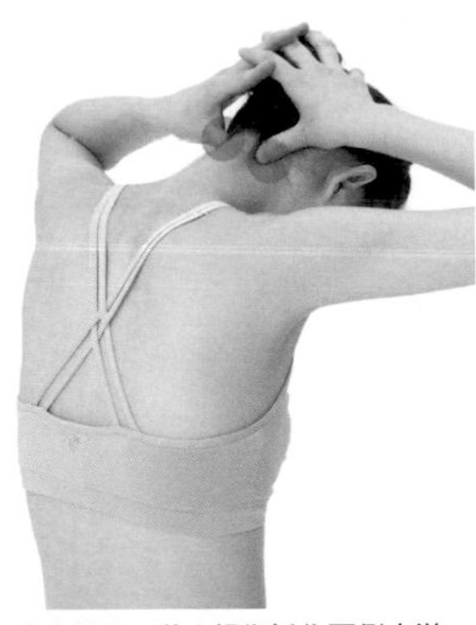

跪坐於地，將大拇指抵住兩側穴道，慢慢低下頭並一邊以手指按壓穴道。吸氣3秒，一邊用力按壓穴道並把頭往前壓，接著吐氣3秒，一邊放鬆手指的力道，然後回到原來的姿勢。重複5～6遍。

STEP
2
接著
做頭頂的穴位伸展操

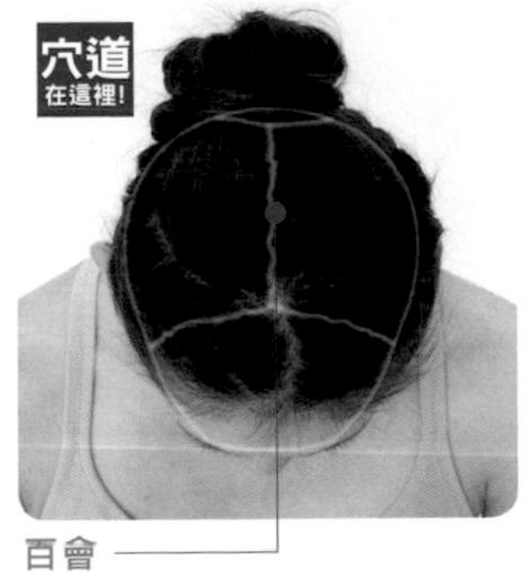

百會
位於頭頂正上方，兩耳尖連線與眉心延伸線的交會處。

用中指按壓穴道

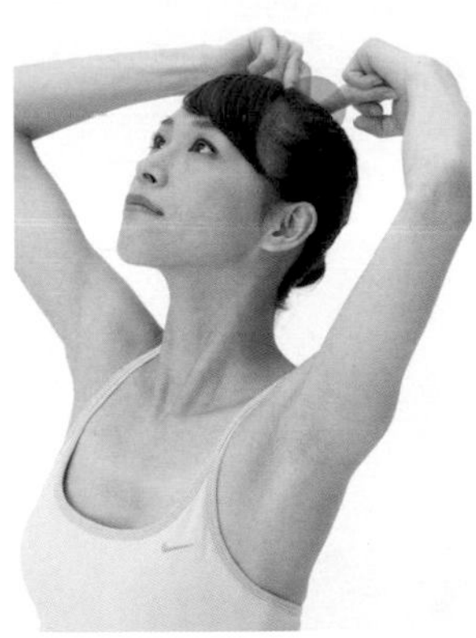

坐著將雙手中指交疊抵住百會穴。吸氣3秒，一邊把脖子跟上半身往後仰，並用力按壓穴道，接著吐氣3秒，一邊回到原來的姿勢，並放鬆手指的力道。重複5～6遍。

STEP
3
最後
捏一捏腹部

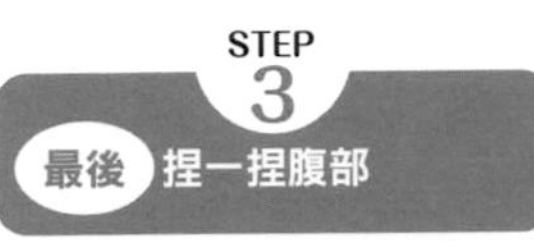

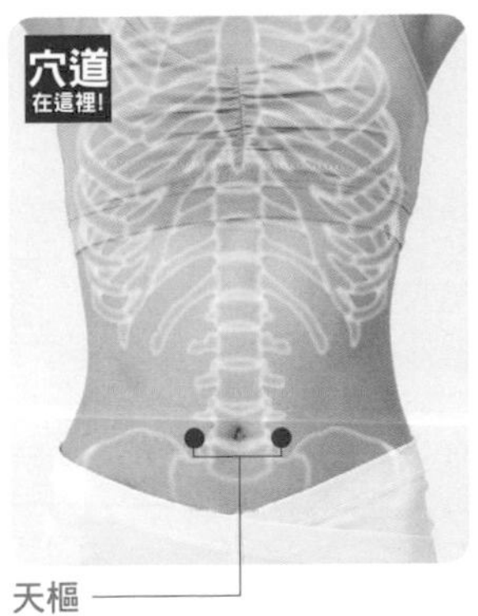

天樞
距離肚臍約3指寬（食指到無名指），位於肚臍兩側的直向腹直肌上。

用四指按壓

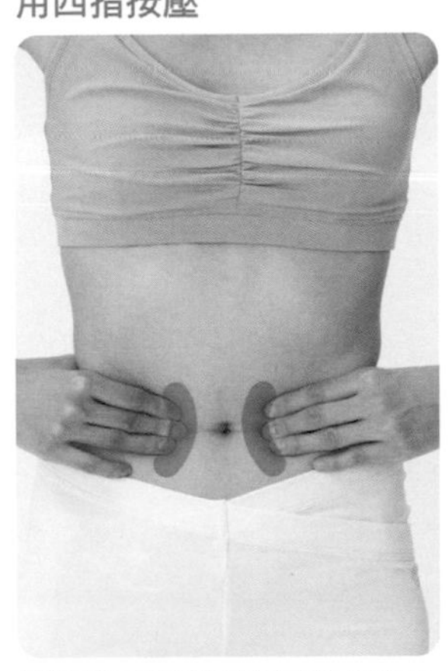

將雙手的四隻手指放在肚臍兩側的穴道上，用力揉捏。

有失眠煩惱就按壓這個穴道

已經很難入睡又睡得不安穩時，
若還一直在意這些問題，就會讓人睡得更不好。
睡不著是由於神經過於亢奮，
而穴道療法能抑制亢奮的神經，使人逐漸產生睡意。(星虎南)

穴道 在這裡!

膻中
位於兩乳頭連線的中點，在胸骨正中央略偏下方。

用中指做穴位伸展操

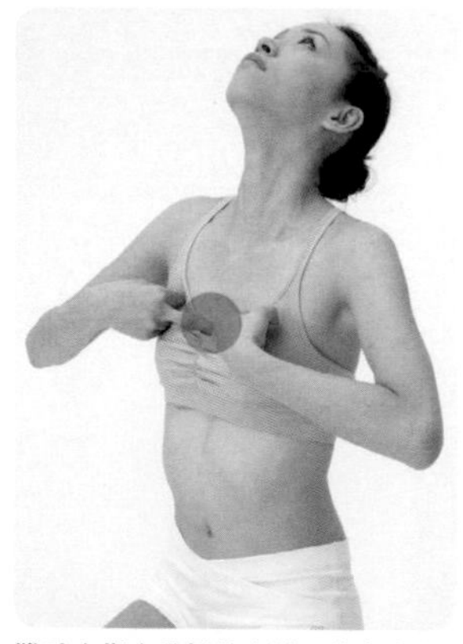

雙手中指交疊抵住穴道，將上半身往後仰，一邊用手指按壓穴道。吸氣3秒，一邊用力把身體往後仰，再吐氣3秒，一邊放鬆力道並回到原本姿勢。重複5次。

穴道 在這裡!

巨闕
位於胸骨下方的心窩正中央。

用四指做穴位伸展操

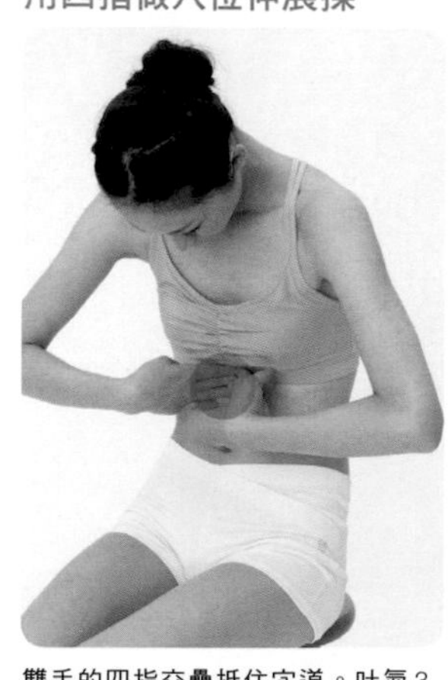

雙手的四指交疊抵住穴道。吐氣3秒，一邊將身體往前彎，同時用力壓住穴道。吸氣3秒，一邊放鬆力道並回到原本姿勢。重複5次。

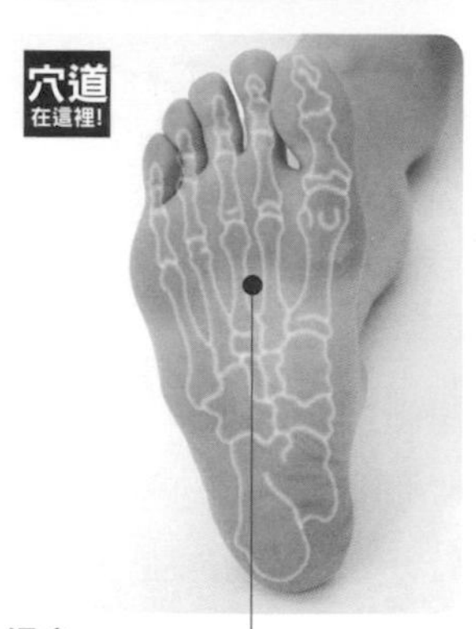

湧泉
腳底中央偏上的位置，就在腳趾彎曲時的腳底凹陷處正中央。

用大拇指按壓

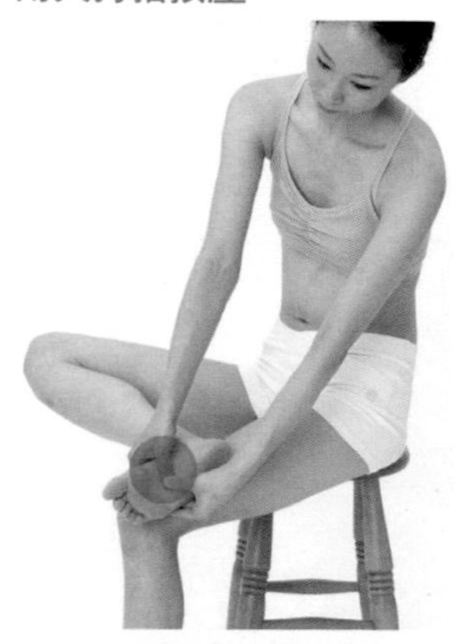

用雙手大拇指按壓。按壓3秒再放鬆3秒，重複5次。

感到不安就按壓這個穴道

憂慮或不安揮之不去時，
就會出現心悸加劇、胃痛等症狀。
感到不安時就用穴道療法舒緩情緒吧。（星虎男）

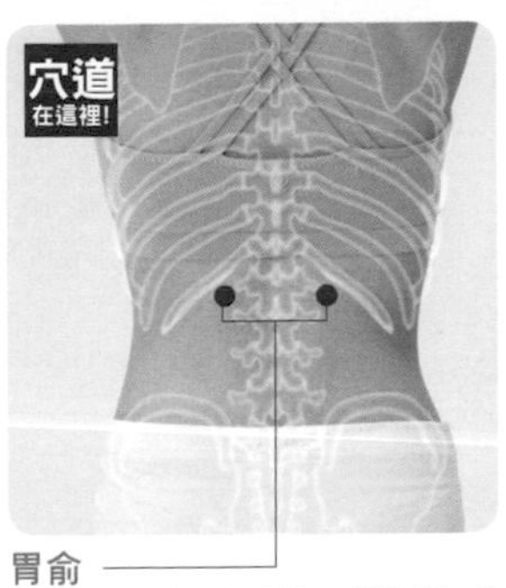

胃俞

位於心窩後方脊椎（第12對胸椎）的兩側，距離脊椎約約2指寬。（食指與中指）

用拳頭做穴位伸展操

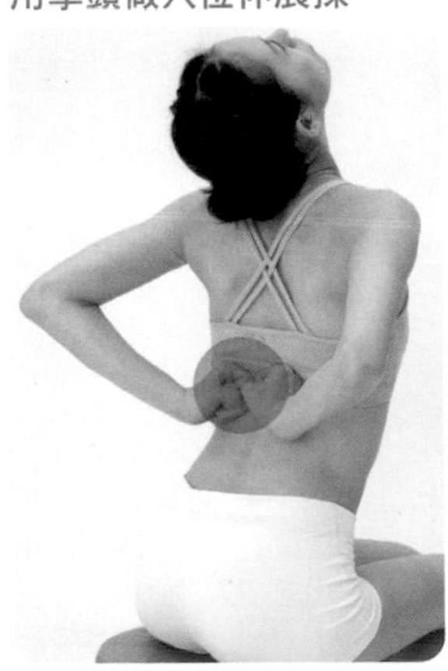

雙手握拳抵住脊椎兩側的穴道。吸氣3秒，一邊用力把身體往後仰，再吐氣3秒，一邊放鬆力道並回到原本姿勢。重複5次。

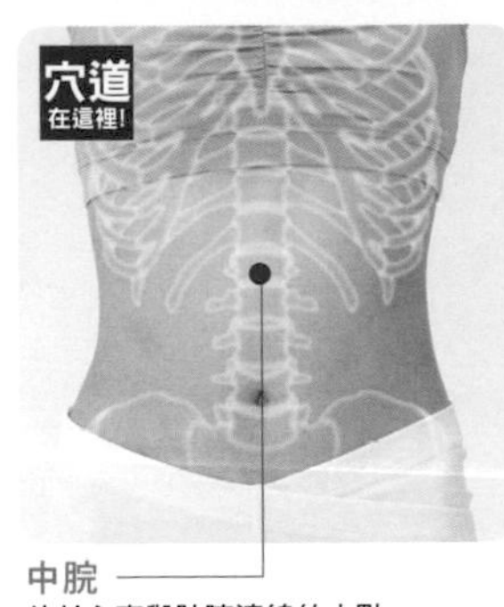

中脘

位於心窩與肚臍連線的中點。

食指至小指交疊做穴位伸展操

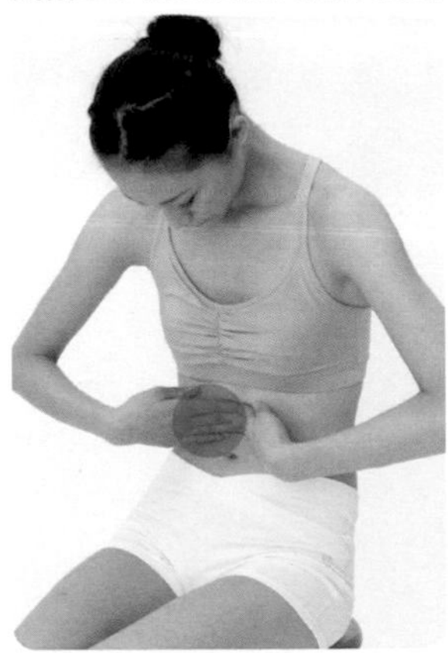

雙手的食指至小指交疊抵住穴道。吐氣3秒，一邊將身體往前彎，同時用力用手指壓住穴道，再吸氣3秒，一邊放鬆力道並回到原本姿勢。重複5次。

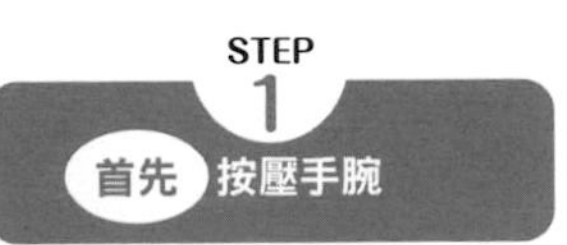

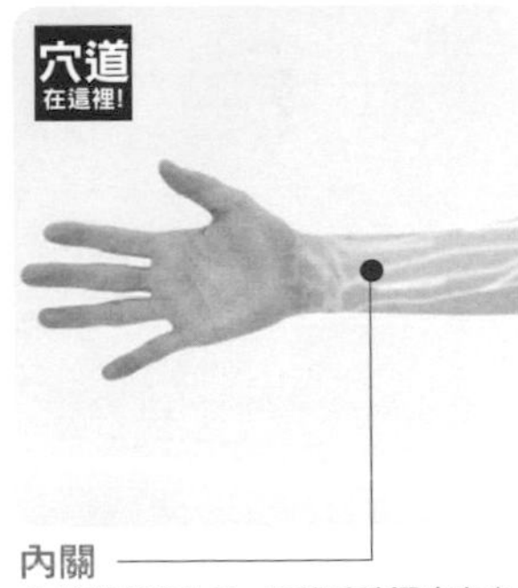

內關

位於前手臂內側，距離手腕摺痕中央約3指寬（食指到無名指）的位置。

按壓手臂肌腱的中間

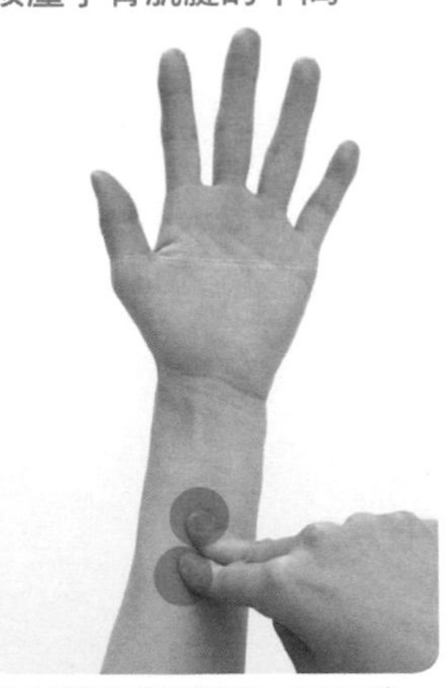

用食指與中指按壓穴道。吸氣3秒，一邊用力按壓，再吐氣3秒，一邊放鬆力道並。重複5次，另一手亦同。

感到失落就按壓這個穴道

任何人都會遭遇失敗、失去信心、情緒低落。
只是意志一直消沉的話，可能會導致憂鬱症。
心情低落時不妨試試看以穴道療法放鬆身心，幫助自己擺脫衰頹不振。
想像自己正在把內心的疲倦與負面心情往外推，是這組穴道療法的重點所在。（星虎男）

STEP 1 首先 指壓足底

穴道在這裡！

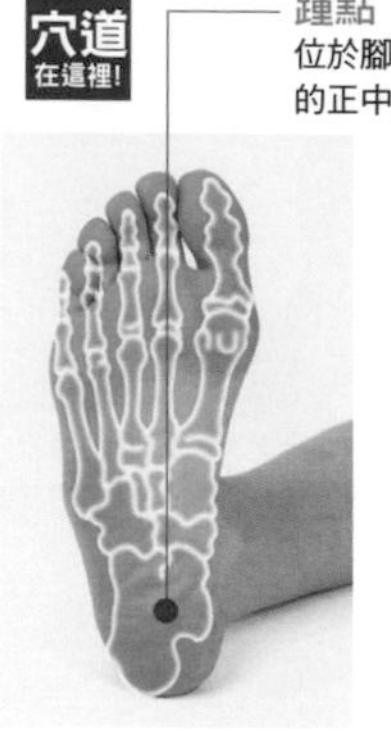

踵點
位於腳底板跟部的正中央。

用大拇指按壓

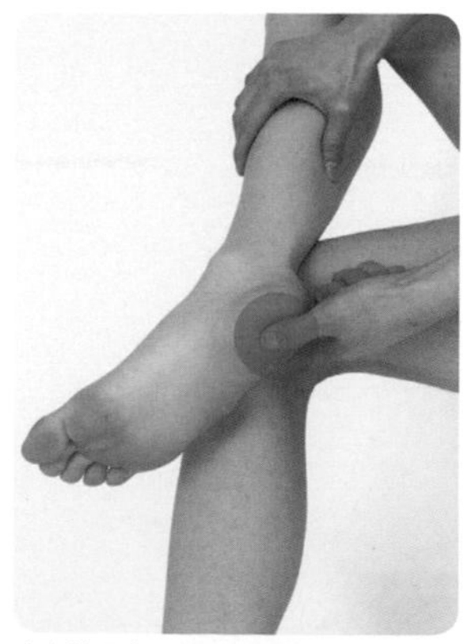

坐在椅子上，把一隻腳放在另一條腿的膝蓋上。大拇指抵住穴道，吐氣3秒，一邊用力按壓，再吸氣3秒，一邊放鬆力道。重複5～6次，另一條腿亦同。

STEP 2 接著 胸部的穴位伸展操

穴道在這裡！

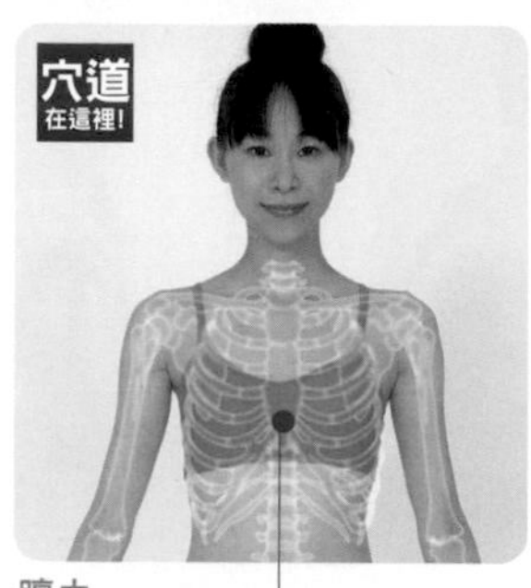

膻中
位於兩乳頭連線的中點，胸骨正中央偏下。

用中指做穴位伸展操

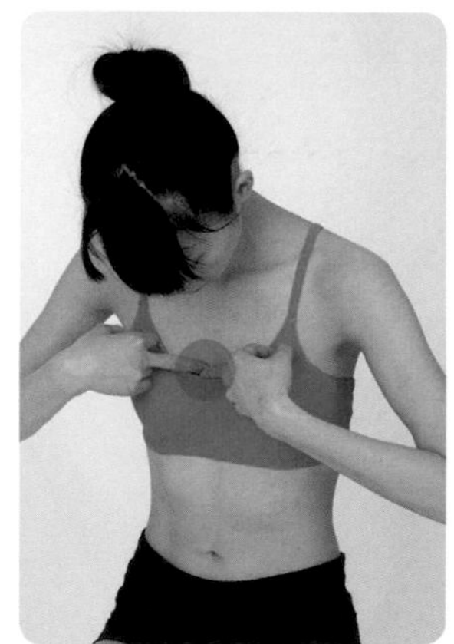

雙手中指交疊抵住穴道，一邊將上半身往後仰，一邊用手指按壓穴道。吸氣3秒，把身體往後仰，再吐氣3秒，放鬆力道並回到原本姿勢。重複5次。

STEP 3 最後 指壓臉部

穴道在這裡！

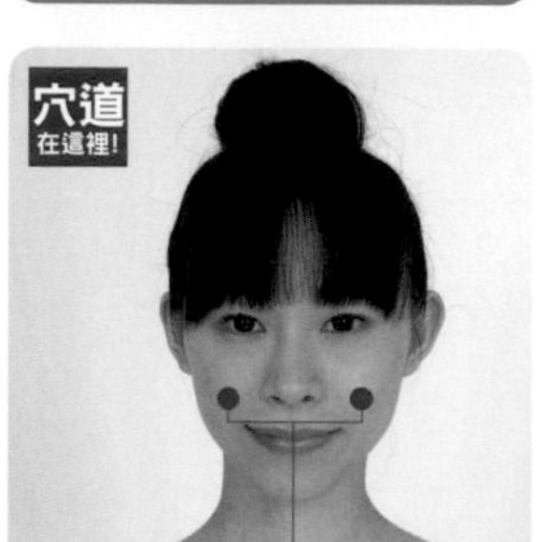

下關
位於顴骨下方凹陷處。

用大拇指按壓臉部

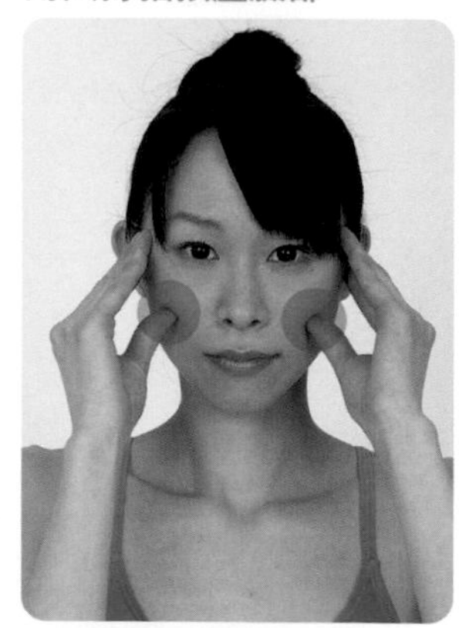

將大拇指抵住兩側穴道，以這個姿勢進行臉部指壓。吐氣3秒，一邊低頭一邊按壓，再吸氣3秒，一邊放鬆力道並回到原本姿勢。

PART 3

改善沮喪、低落、鬱悶情緒等輕度憂鬱的知識與訣竅

濱松醫科大學榮譽教授
高田明和

桑椧堂藥局　中醫師
邱紅梅

實踐女子大學榮譽教授　農學博士
田島真

諮商心理師　治療師
伊東信介

前別府內科診所院長
別府真琴

深堀瑜珈教室負責人　瑜珈研究家
深堀真由美

精神科醫師　魂科醫
越智啓子

アスカ針灸治療院院長
福辻銳記

中醫師　東京醫療專門學校講師
高野耕造

大蒜美容研究家　健康管理師
諮商心理師　瑜珈講師
若野典子

日本大學榮譽教授
谷津三雄

（依內文編排順序）

【有肉有蛋的早餐】能促使身體正常分泌血清素，改善憂鬱帶來的低落

身體與大腦衰弱是憂鬱症的原因之一

各位知道嗎？大腦衰退也是憂鬱症的成因之一。

我們的身體會分泌一種「血清素」的物質。血清素是一種體內激素，且大腦也會分泌，主要功能是控制情緒，穩定精神。

但我們的大腦會隨著年紀增加而自然衰退，所以血清素的分泌也會跟著減少，造成我們的抗壓性變差、時常感到強烈不安、出現失眠等症狀。

因此，只要增加血清素的分泌，便能有效緩和憂鬱症的症狀。身體要分泌血清素就必須具備一種材料，那就是必需胺基酸「色胺酸」。由於身體無法自行合成色胺酸，要透過食物攝取才行。

我們就要主動多攝取富含色胺酸的肉類與蛋類。一天大約需食用７０ｇ的肉類且種類不拘，雞蛋則是一天1顆。選擇吃蛋的話就不必再吃肉，或是還可以搭配培根或火腿等食材做成早餐。

另外，肉類與蛋類還含有另一種必需胺基酸花生四烯酸，這種胺基酸會在體內轉變成一種幸福物質花生四烯乙醇胺，就能有效幫助我們擺脫負面悲觀的心情。

促進體內分泌血清素的訣竅就是陽光、運動與正面態度

個方法可以有效率地將食物中的色胺酸轉換成血清素，請各位務必試試看。這個方法必須有陽光、簡單的運動、正面樂觀的態度。

舉例來說，早餐一定要包含蛋或肉，而甜食可以幫助養分更容易運送到大腦，所以早餐飯後再吃個甜點或一杯加糖的咖啡。休息一下再到住家附近散散步的話，那真是最棒的享受。外出散步還可以曬到太陽，也算是做簡單的運動。

吃完早餐以後散步到咖啡店喝杯咖啡，也是不錯的選擇。

只要一直持續這樣的作息，就有助於預防及改善憂鬱症。只能在住家附近散步也無妨；沒辦法去散步，只在家裡的院子曬曬太陽也沒關係。不用勉強自己，持之以恆最重要。

（高田明和）

預防憂鬱的訣竅

1. 肉類與蛋類是合成血清素的材料，早餐要吃70g的肉類或1顆蛋。
2. 飯後來點甜食或甜飲，有助養分運送到大腦。
3. 做點散步等簡單的運動。沒辦法的話，在庭院曬曬太陽也無妨。

除了肉類與蛋類，
也富含色胺酸的食材
牛奶、乳製品
香蕉
黃豆製品
紅肉魚
堅果類
等等…

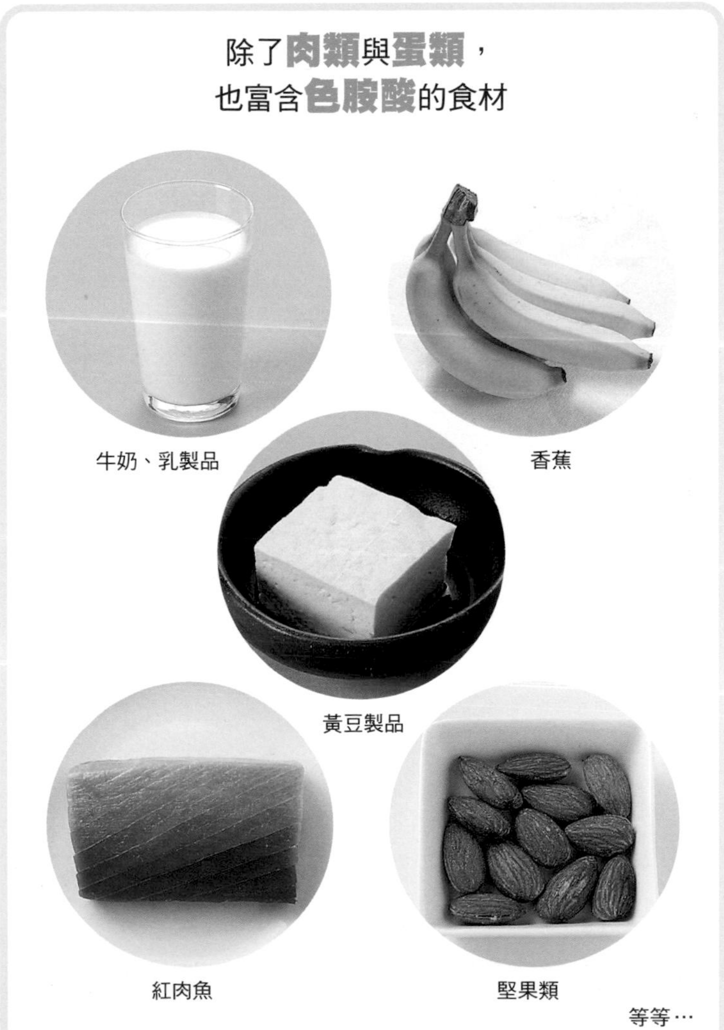

【枸杞紅棗茶】可滋補肝腎，穩定更年期引起的身心變化

適合情緒不安、焦慮的更年期女性

女性在45～60歲的這段期間會開始停經，隨之而來的還有內分泌變化。內分泌改變是一件自然的事，但是當內分泌的改變太過激烈，身體來不及應付時，則會出現潮熱、肌膚粗糙、容易疲倦、失眠、精神不安等各種不適症狀。

許多更年期女性都會前來諮詢更年期障礙的問題，我會推薦她們飲用「枸杞紅棗茶」。

以漢方的觀點來看，更年期是由於「肝」與「腎」衰弱引起血氣不足。

因此，女性若能多攝取補肝腎的枸杞以及補血的紅棗，一來可延緩更年期的到來，二來也能減緩更年期帶來的身體變化。

45歲以後開始準備，及早預防

有些人也將更年期視為一種身體的老化現象，而枸杞紅棗茶正好有助於預防身體老化的問題。枸杞富含具抗氧化作用的多酚，有極好的護眼與護膚效果。

紅棗可幫助放鬆精神，在女性更年期時經常有失眠、不安、情緒低落等精神不穩定的狀況，食用紅棗也能舒緩這些不適問題。每一位女性都會在45～60歲時進入更年期，也許透過枸杞紅棗茶就能減輕更年期帶來的各種身體變化。女性過了45歲以後都要面對更年期的到來，不如趁著身體尚未停經導致各種不適前開始喝枸杞紅棗茶，及早預防與舒緩更年期障礙。

過篩起來的枸杞與紅棗仍有營養成分，可以剁碎加入漢堡肉裡，也可以跟其他蔬菜一起炒，只要發揮各種烹飪創意，就能不浪費任何一點營養。

（邱紅梅）

枸杞紅棗茶的作法

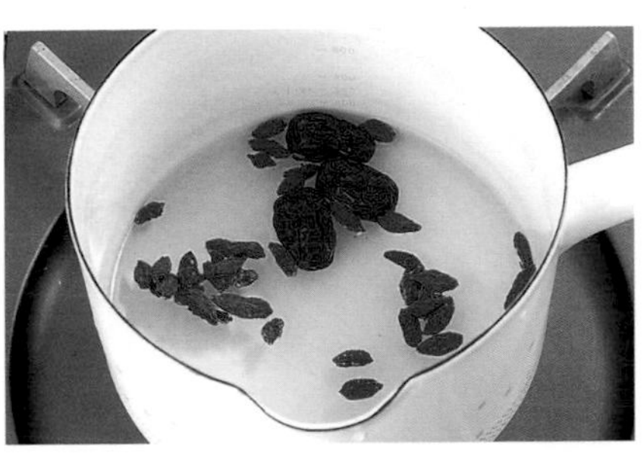

1 把所有材料放入鍋子中加熱，沸騰後以微滾的狀態持續煮10分鐘左右，釋放紅棗與枸杞的成分。

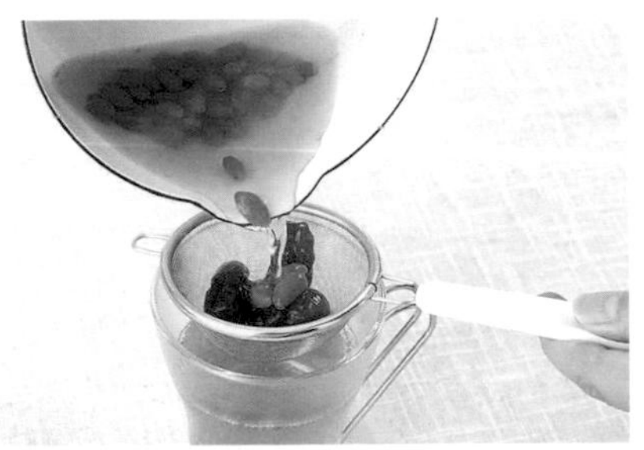

2 煮出紅棗與枸杞的營養成分，湯色變成淺褐色即可離火。以茶網等工具過篩，將枸杞紅棗茶倒入杯中。

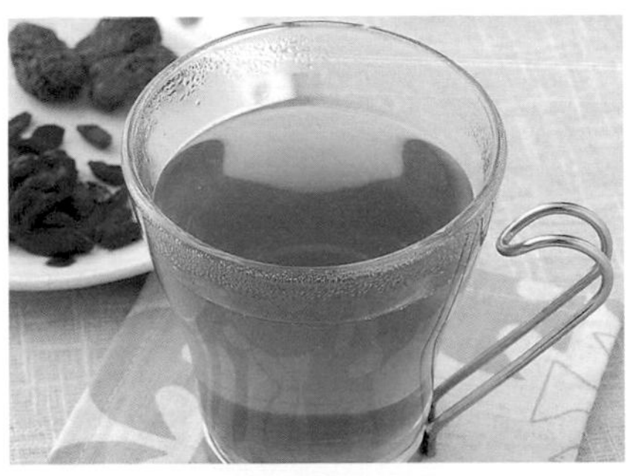

3 完成。不喜歡喝甜的人可以加點檸檬汁。

Point

- 1天喝2次，早晚各150～200mℓ。
- 建議在飯前喝。飯後請休息30分鐘再喝。

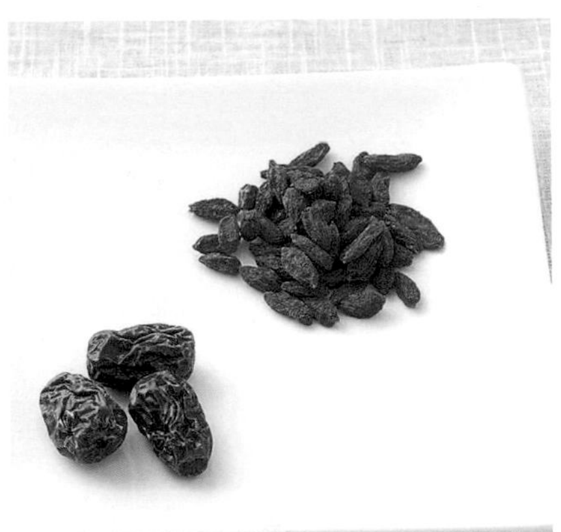

材料（2杯份）

枸杞……10g
紅棗……3粒
清水……500mℓ

Memo

過篩後的紅棗與枸杞仍有營養成分，尤其是紅棗皮含有豐富的鐵質、膳食纖維與維生素C。身體若缺乏鐵質，可能會讓更年期症狀更加明顯，請別浪費這些紅棗與枸杞，加在其他菜餚裡一起食用吧。

【萵苣菜心】的山萵苣苦素具備與褪黑激素相似的作用，可放鬆身心，幫助自然入睡

推薦給 心情焦慮、難以入睡的人

各位吃萵苣的時候，是不是都會把中間的菜心丟掉呢？

但是其實萵苣菜心含有豐富的助眠成分。

各位應該都看過切開的萵苣菜心流出白色汁液。這些白色汁液是一種名為山萵苣苦素的苦味成分，也是有幫助入眠的成分。

雖說是助眠成分，但其實山萵苣苦素的作用就跟大腦分泌的褪黑激素很相似。

褪黑激素是大腦分泌的激素之一，晚上會自動分泌，並作用於睡眠中樞，促使身體做好入睡的準備。在褪黑激素的作用下，心臟與呼吸都會變緩，然後身體就會放鬆下來，讓人變得愈來愈想睡。

所以，褪黑激素不足導致失眠障礙的人就可以攝取與褪黑激素作用相似的山萵苣苦素，藉此改善睡眠障礙的困擾。

液體的蔬菜汁 能更快消化與吸收

我要推薦給各位的食用方式是把萵苣打成蔬菜汁。因為打成蔬菜汁能加速腸胃消化與吸收，30分鐘左右就能讓腸道吸收。

作法是用果汁機把¼顆萵苣打成蔬菜汁。萵苣汁的味道很苦，記得放適量的水，還可以依照個人喜好使用檸檬汁等來調味。建議睡前飲用。

山萵苣苦素的味道很苦，所以真的不敢喝萵苣汁的話，也可以把萵苣連同菜心一起做成料理。

萵苣非常耐熱，不管煮湯、燉菜、熱炒都不會破壞養分。比起直接做成生菜沙拉，使用含有類雌激素成分的豆漿等食材一起煮成蔬菜湯、燉菜等料理，可以吃下更大量的萵苣，而且會比較好消化，攝取山萵苣苦素的效果也會更好。

（田島真）

萵苣蔬菜汁的作法

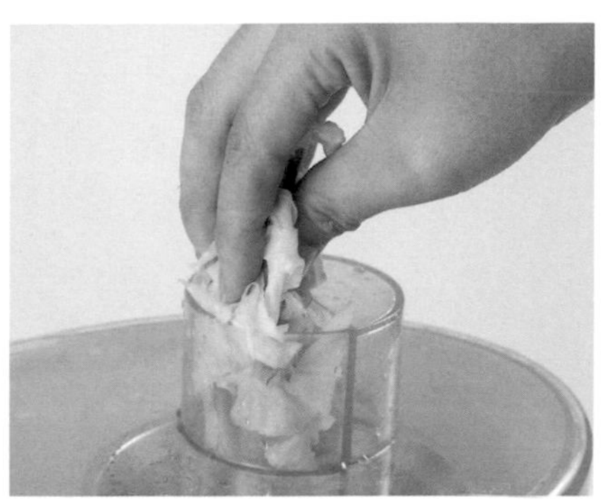

1 把萵苣撕成適當大小，用果汁機打成蔬菜汁。萵苣的味道很苦，要加點適量的開水。

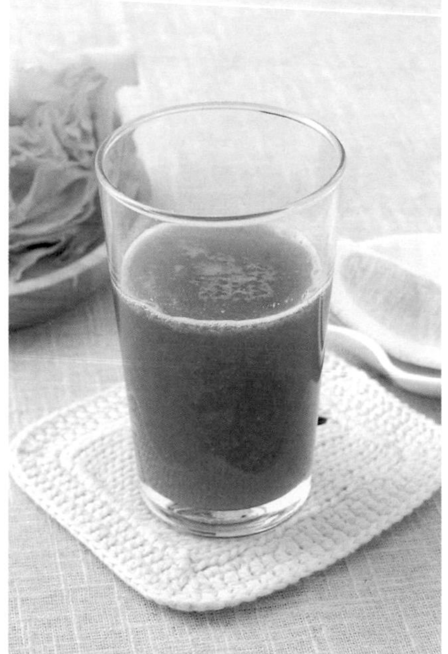

2 完成。覺得不好喝的人可依個人喜好加點檸檬汁等等。

Point

- 睡前30分鐘喝。
- 打成蔬菜汁以後要立刻喝完。

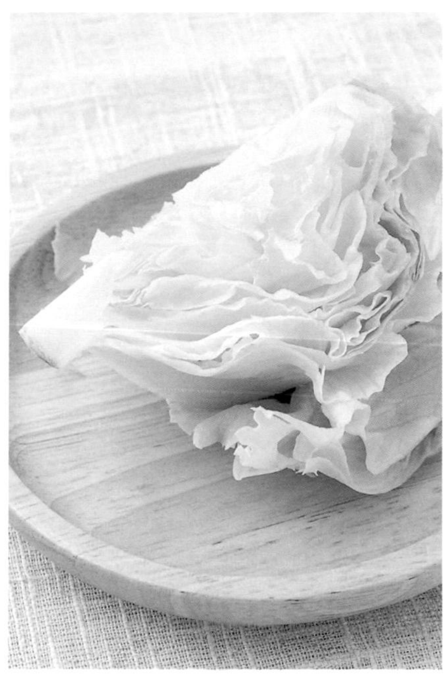

材料（1次份） 萵苣（連同菜芯）……¼顆
開水……適量

Memo

用刀子切容易導致切口部分變紅。處理萵苣時記得別用刀子切，用手撕成小片即可。

用【仰頭高舉雙手】消除更年期的憂鬱情緒，再用【韻律動作】促進身體分泌褪黑激素

大腦累得做不好工作時，就會讓人憂鬱

我們的心非常自由，例如：心裡想著「我今天要讀完100本書」就是一件非常簡單的事。那以物理層面而言又是如何呢？我們的大腦肯定會打消這個念頭吧。各位應該都有以心情為優先的經驗，但凡事都隨心所欲的話，心就會給大腦造成負擔，讓大腦筋疲力盡。

此時最重要的是不假思索地採取行動，以實際行動證明「我不一樣了、我做得到」，而不是讓「我必須這麼做，因為我之前已經做到」等等的想法把大腦弄得更加疲憊，或是還在思考「為什麼做不到」之類的事情。

之後再來分析自己有哪些思考方式容易導致憂鬱情緒，並且設法讓自己不再重蹈覆轍，就有助於避免再度陷入憂鬱情緒。

人本來就具備讓自己變輕鬆的能力，只是忘了怎麼使用。請各位試試以下的方法，讓心情稍微放鬆看看。

不哭喪著臉，不垂頭喪氣，就能改變心情

若要不假思索地交給身體去感受，那就要試著改變身體的形狀、姿勢與表情，而方法之一就是仰頭高舉雙手的動作。

首先請各位站起來，然後像高呼萬歲一樣高舉雙手。接著抬起頭並揚起嘴角，做出笑容。不必真的歡笑，只要做出表情即可。最後試著用這個姿勢與表情進入沮喪的情緒中。

各位覺得自己的情緒變低落了嗎？應該沒辦法做到吧。人在沮喪時雖然很難強迫自己讓心情變好，但要使喚身體動起來還是沒問題的。

也就是說，我們可以先從改變身體動作或表情做起，讓自己表現出不沮喪的樣子。而肌肉的動作與大腦的情感會產生連結，所以就算只是改變表情，我們的心情也會比較容易好轉。

從前的心理學都認為人是「因為開心才會笑」、「因為悲傷才會哭」。但觀察大腦的反應以後，才發現其實是

仰頭高舉雙手的方式

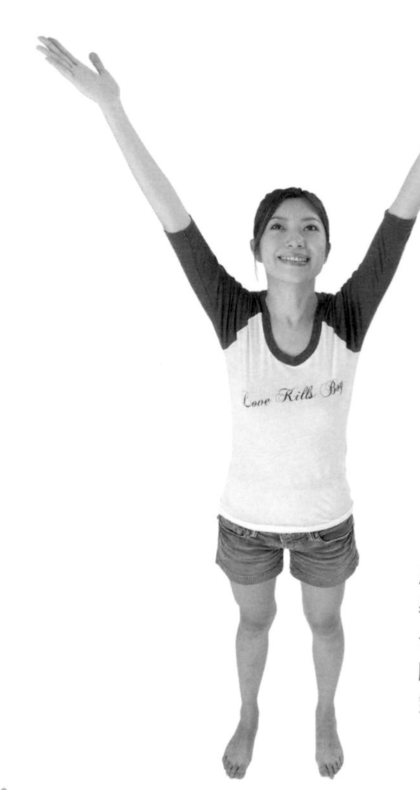

Point

- 感到憂鬱的時候可以做。
- 心情變好以後，記得給自己一個「你不一樣了，真棒」的稱讚。

用舒服的姿勢站著，雙手高舉，做出「高呼萬歲」的動作。抬起頭試著揚起嘴角，讓臉上帶著笑容。試著用這個姿勢讓自己平靜。

相反的。

有人透過實驗實際測量人的情感反應速度與表情反應速度，發現人在大腦意識到「開心」情感的前0.5秒，臉上就已經出現了笑容。

也就是表情的反應速度比較快，所以我們並不是因為開心才笑，而是因為笑了才會變開心。

就算一開始並不覺得開心，但只要動動臉上的肌肉，改變一下表情，我們還是能讓大腦反饋出開心的感覺。

重複這種感覺有助於讓自己體會到「我可以做到，我不一樣了」的感受，進而改善憂鬱症狀。

律動能促進血清素的分泌

更年期容易出現憂鬱症狀的原因除了「內心讓大腦過度疲累」之外，其

韻律動作的方式

Point

●找到自己的韻律節奏，以一定的節奏進行。
●依照心情，想做就做。
●在曬得到太陽的地方做會更有效。

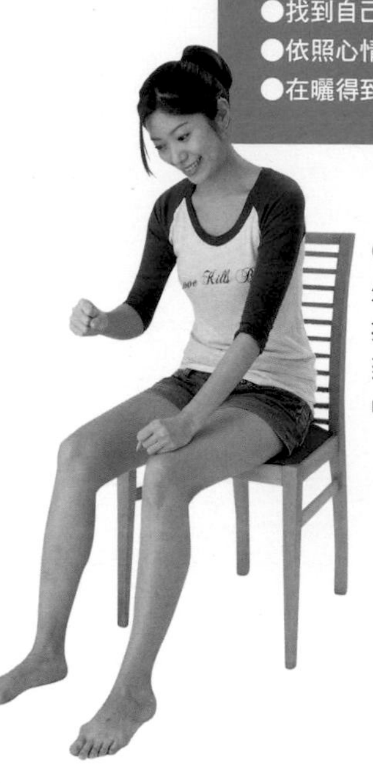

●敲敲膝上

坐在椅子上，有節奏地敲打膝蓋內側與外側。若敲到覺得舒服的地方，就集中敲打那些位置。

●上下踏階

準備一個安全的踏階或一本電話簿，按照自己喜歡的速度有節奏地踏上踏下。

實還有其他因素。更年期時不僅體內的雌激素會減少分泌，就連大腦分泌的血清素也會減少。

血清素是控制情感的內分泌激素，當血清素不足時，就容易引發不安、焦慮、失眠等憂鬱症狀。

這組結合動作與節奏的運動可以有效促進大腦分泌血清素。身體能動起來就是好事，但如果還能加上一定的節奏，就會對分泌血清素的神經系統帶來更多的刺激。最簡單的韻律動作就是「上下踏階」與「敲打膝上」。

這些韻律動作不必每天做，只要想做的時候重複多做幾次即可。

（伊東信介）

用【擊退失眠呼吸法】活絡掌管休息的副交感神經，幫助身體放鬆並自然入眠

從丹田處吐氣，再自然地吸氣

我們平常的呼吸都是無意識的，但如果有意識地去控制呼吸，就可以改善失眠問題。人體由自律神經、內分泌系統、免疫系統所控制，這3個系統一直以來都無法藉由人類的意志來掌控。

然而，近來已經發現人類可以透過控制呼吸來調節自律神經。

自律神經的交感神經在吸氣時作用，副交感神經則在吐氣時作用。副交感神經又稱為「休息的神經」，具有放鬆身心的作用，因此只要副交感神經正常作用，就會幫助入眠，進而解決失眠問題。

這套促進副交感神經的呼吸法要先將專注力放在肚臍下方約1㎝處的「丹田」，然後有意識地吐氣。不要一次把氣吐完，要盡量放慢速度，拉長吐氣的時間。

吐到完全沒氣時，就可以自然地吸氣。一開始要拉長吐氣的時間並不容易，所以不妨試著噘起嘴巴，透過調整吐氣量來拉長吐氣的時間。而且，千萬不可以為了拉長吐氣時間而在換氣時用力吸一大口氣，請用自然地吸氣就好。

進行這套呼吸法的建議時間每天合計1小時。不論10分鐘做5～6次還是30分鐘做2次都好，最重要的是每天持續進行。站著做或躺著做都可以，容易失眠的人躺在床上進行的效果會更好。

每天持續做這套呼吸法就能促進副交感神經的作用。請各位鍛鍊出能一夜好眠的自律神經，享受高品質的睡眠時光。

（別府真琴）

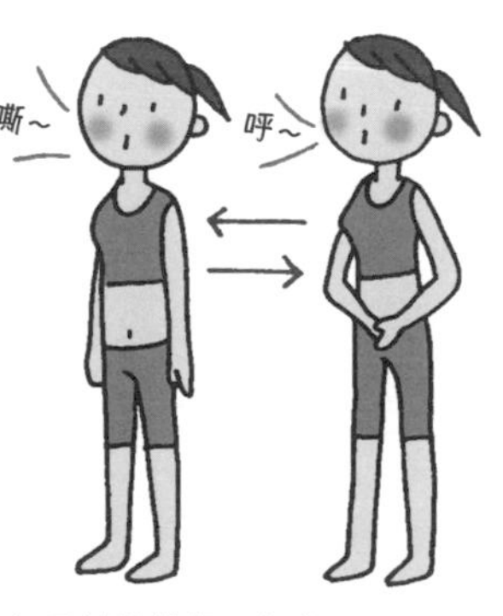

每日總計進行1小時。

可改善憂鬱、失眠、不安等問題的【腹部扭轉式】

用瑜珈姿勢矯正骨盆歪斜

瑜珈有各種不同的體式，透過這些動作可以改善身體歪斜的情況，讓脊椎回到原有的曲線。

不僅如此，沿著脊椎分布的自律神經也會回歸正常，讓腦部更順利地將訊號傳達給身體等等，給身體帶來各種良好的影響。

這裡要介紹一組腹部扭轉姿勢，對於矯正骨盆歪斜的效果極好，就算是新手也能立刻熟悉。

這組動作會活動到平時少用的肌肉，因此有些人做起來可能會覺得有些難度。

不過，就算身體太僵硬而沒辦法順利完成動作，我們為了想要做好這些姿勢而努力在活動身體時，就能給身體帶來刺激。只要每天持續進行，一定能慢慢地把歪斜的身體矯正回來，身體的肌肉也會得到放鬆，就能更容易完成姿勢。

自律神經改善以後，也能改善失眠、不安、焦慮等問題

這個腹部扭轉姿勢是利用壓腿的動作帶動扭腰，進而伸展肌肉，可以放鬆骨盆附近僵硬緊繃的肌肉以及關節，有預防與舒緩腰痛、改善O型腿等效果。

不僅如此，由於骨盆有支撐脊椎的重責大任，因此矯正歪斜的骨盆還能連帶調整脊椎的位置，進而改善脊椎歪斜引起的肩膀僵硬、頭痛等問題。

當沿著脊椎分布的自律神經恢復平衡狀態後，不只能改善失眠、焦慮、憂鬱、不安、便祕、慢性肩膀痠痛等疑難雜症，還有望改善生活習慣病。

進行腹部扭轉姿勢時有個重點要格外注意。比較容易下壓的那條腿（下意識先做的那一側）的肌肉跟關節相對比較不僵硬緊繃，所以左右腿各做1次以後，相對不易下壓的那條腿還要再做一次。如此一來，就能讓左右邊的歪斜情況得到比較平均的放鬆。

（深堀真由美）

腹部扭轉式的方式

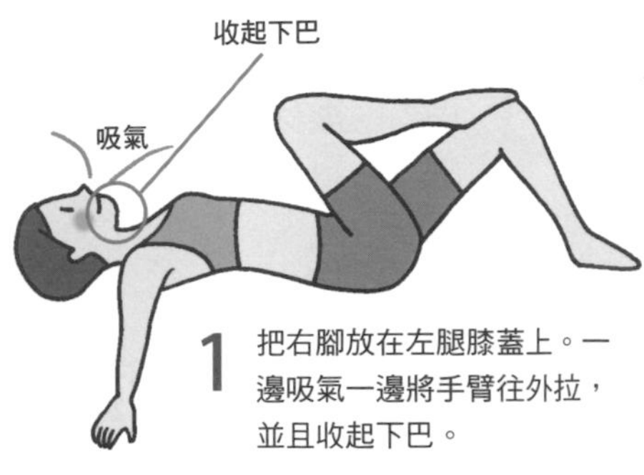

1 把右腳放在左腿膝蓋上。一邊吸氣一邊將手臂往外拉，並且收起下巴。

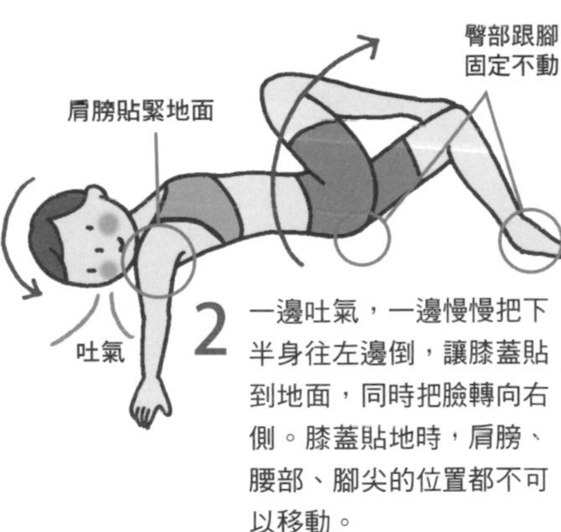

2 一邊吐氣，一邊慢慢把下半身往左邊倒，讓膝蓋貼到地面，同時把臉轉向右側。膝蓋貼地時，肩膀、腰部、腳尖的位置都不可以移動。

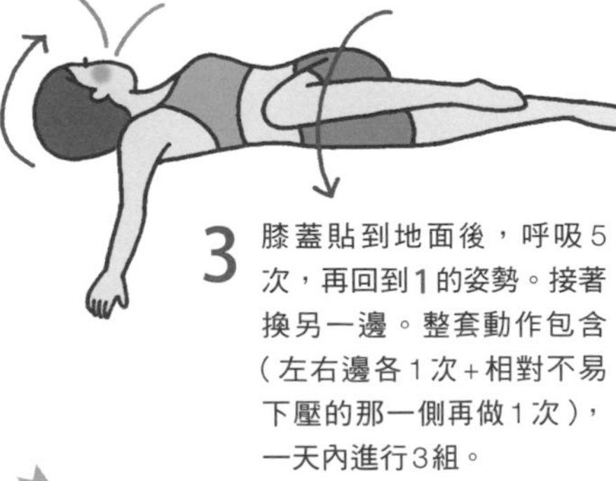

3 膝蓋貼到地面後，呼吸5次，再回到1的姿勢。接著換另一邊。整套動作包含（左右邊各1次+相對不易下壓的那一側再做1次），一天內進行3組。

Point

- 每天早上起床後做1～3組。
- 睡覺前也可以做。

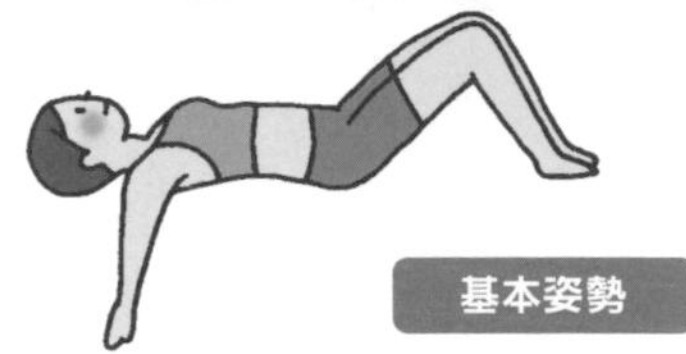

基本姿勢

仰躺在地，雙臂張開並抬高至與肩同高，雙腳踩著地面。也可以躺在床墊或床鋪上做，但床墊太軟以致身體往下沉、背部拱起的話就不行。最好在早上起床時做，想要晚上睡覺前再做也無妨。腰痛或膝蓋痛的人，請不要勉強執行。

習慣之後，可以試著把腿伸直

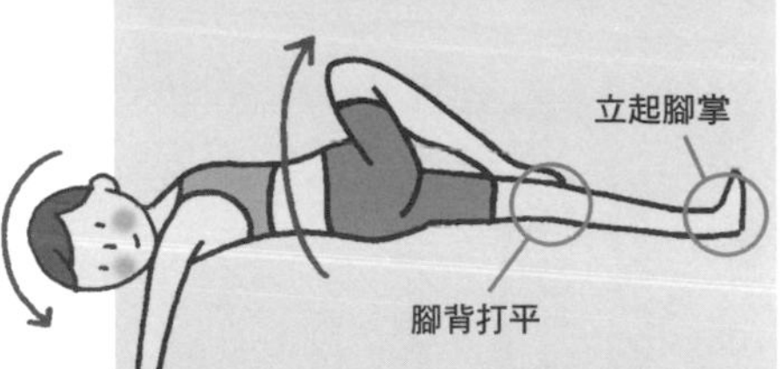

在做腹部扭轉姿勢時已經可以很順利把膝蓋貼到地面的話，就來試試看進階版的動作吧！先把左腿伸直，然後把右腳底貼著左膝蓋，再把下半身往左轉。左腳的腳板最好翹起，與地面保持垂直。做完後再做另一邊，次數與基本版相同。

用【打造幸福體質的3堂課】擺脫憂鬱、迎向光明未來！

我也曾經憂鬱過，因而學會了重振精神的訣竅

憂鬱症可分為外因性與內因性，而這兩種因性還會組成更加複雜的憂鬱症。我在與憂鬱症患者接觸的過程中有一種感受，那就是許多有憂鬱症的人都屬於個性認真的完美主義者，他們非常能忍，做不好的時候會否定自己，認為是因為自己不夠好。

其實，我也有過憂鬱症的煩惱。

我小時候生了一種病，這種病的特徵是體內的腎上腺皮質激素嚴重分泌不足，所以我從小就是一個藥罐子。藥物的副作用讓我更加體弱，我也因此得到了憂鬱症。

慶幸的是我並不討厭讀書，後來我決定學醫，也成為了一名精神科醫生，努力地工作。

為了不讓病患承受那麼多的藥物副作用，不管是配合漢方藥，還是嘗試現在人說的「撫觸療法」、「微笑療法」等等，我每天都在忙著摸索治療方法與醫治病人，過著忙碌的日子。在工作十幾年後，我卻因為過勞而倒下，最後被診斷罹患了恐慌症。

甩掉完美主義的包袱，擺脫更年期憂鬱

我承認我的身體裡的確有不利於身體健康的因素。比任何人都要認真的個性、完美主義、習慣忍耐等等，都是導致憂鬱症或恐慌症的幾大要素。

但在一次因緣際會下，我甩掉了過度認真的個性。而且，我的內心也燃起了一股使命感，想讓那些因為憂鬱症等心理疾病而飽受困擾的人重拾笑容，所以從那之後我再也沒被擊倒。

總之，要擺脫憂鬱症，最重要的就是甩掉看不到的「完美主義包袱」。

因此，我要介紹的方法就是讓人學會笑看煩惱的「打造幸福體質3堂課」。這也是我每天必做的功課，請各位也跟我一起來做吧！

【打造幸福體質的3堂課】①說好話的習慣

各位知道什麼是「吸引力法則」

打造幸福體質的方法

**心情沒辦法變好是憂鬱的特徵，所以也許我們真的很難很難轉換心情。
就算這樣，還是請各位試試這3堂課。
踏出第一步的這份能量，就會成為光明未來的種子！**

■第①課 說好話的習慣

一直重複「萬事順利」等樂觀的話。雙手比YA，像隻螃蟹一樣左右搖擺，一邊跳「螃蟹舞」一邊重複這些話，就會讓人更有力量。就讓我們有節奏地搖擺吧。

Point

● 重複做到心情平靜為止。

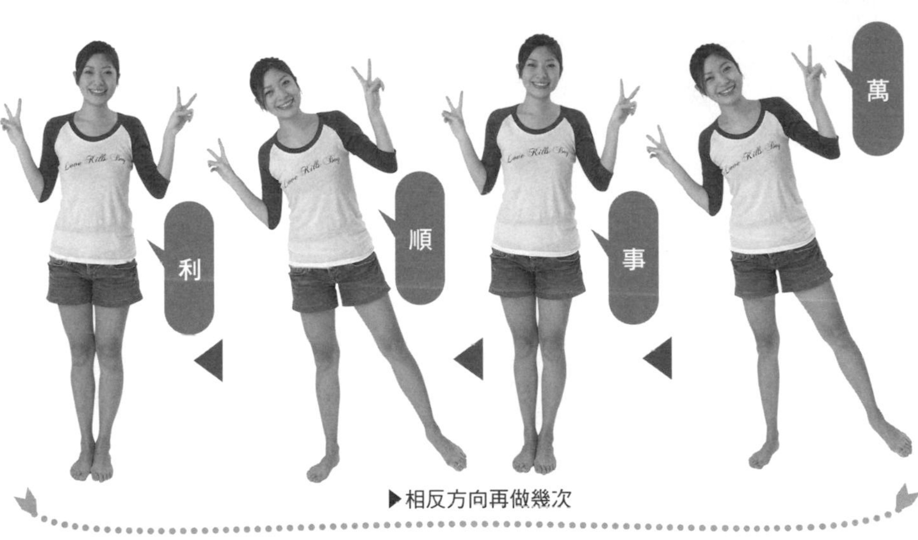

▶相反方向再做幾次

嗎？一位成功的商業人士以這個標題寫了一本書，並且登上暢銷排行榜。用一句簡單的話來說，吸引力法則就是「把心裡所想的事情吸引過來」的宇宙法則！只要我們說出心中願望，積極地把這件事掛在嘴邊，就能把這件事情吸引到自己的身邊。

這跟日本人說的「言靈」一樣。言靈是一種宇宙真理，認為好話帶著能量，並把幸運帶來我們身邊。

口頭禪是「怎麼可能」、「不會吧」的人老是把消極、負面的話掛嘴邊。這種負面的語言就會再把負面的事情吸引過來，所以這類人通常沒辦法想像幸運、幸福會降臨在自己身上。

不論是變得幸或不幸，最大的影響在於自己的想法。請各位練習把「一切都會很順利」說好話的習慣掛在嘴邊，讓自己真的一切都很順利吧。

■第②課 哈哈哈氣功

放輕鬆坐在椅子上，雙腿張開與肩同寬，膝蓋放輕鬆。雙手做出高呼萬歲的姿勢，然後開始發出「哈哈哈」的笑聲，雙手一邊慢慢地往下降，最後放在膝蓋上，「哈～」的時候就用手拍一拍膝蓋。一口氣做完一次之後，再做下一個。把「哈、嘻、嘿、呼、呵」全部做過一次。

Point

- 每天早上執行。
- 做到自己真的開心的程度。
- 依照「哈、嘻、嘿、呼、呵」的順序，把所有的笑聲都做過一遍。

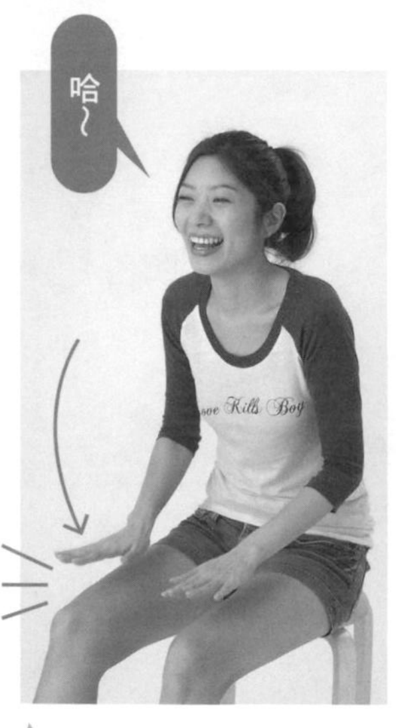

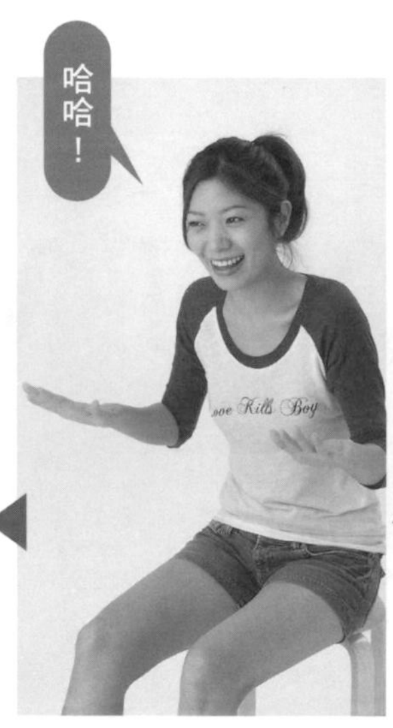

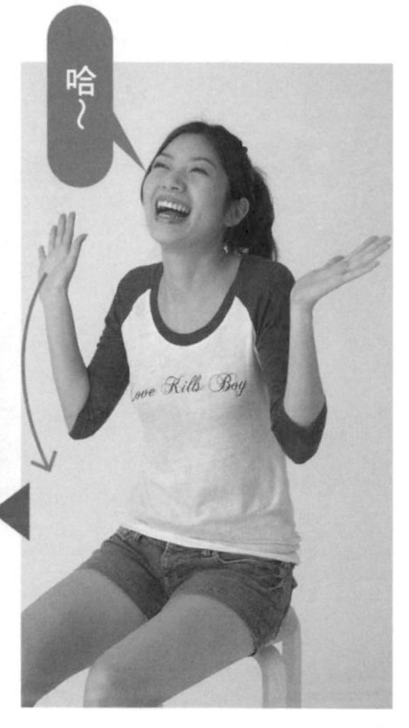

【打造幸福體質的3堂課】②

哈哈哈氣功

笑是「活在當下」才做得到的事。沉溺在對於過去的後悔以及對於未來的不安中，我們就無法專注於當下。後悔與不安會讓憂鬱症更加惡化。

要提高對於當下的專注力，就要用「哈哈哈氣功」來學習怎麼笑。

人在笑的時候大部分都會發出「ㄏ」開頭的音，做的時候要把所有笑聲都做過一遍。

像是：哈哈哈、嘿嘿嘿……。

我們在做的時候會覺得自己愈來愈像個怪人，但能發自內心笑出來的話，那就是真的成功了。

就算還沒辦法真心歡笑也無妨，活動身體、敲打膝蓋產生的振動也會傳達給血管內的血液，讓血流變得更活

■第③課 撫摸背部

請家人或朋友把他們的手掌放在自己背後，位置大概跟胃部同高，讓他們摸一摸背。同時請他們一邊說出「感謝你誕生在這世界上」等溫暖的話語，療癒的效果就會更好。

Point

- 在身心俱疲時執行。
- 持續20秒以上，直到感受到愛意。

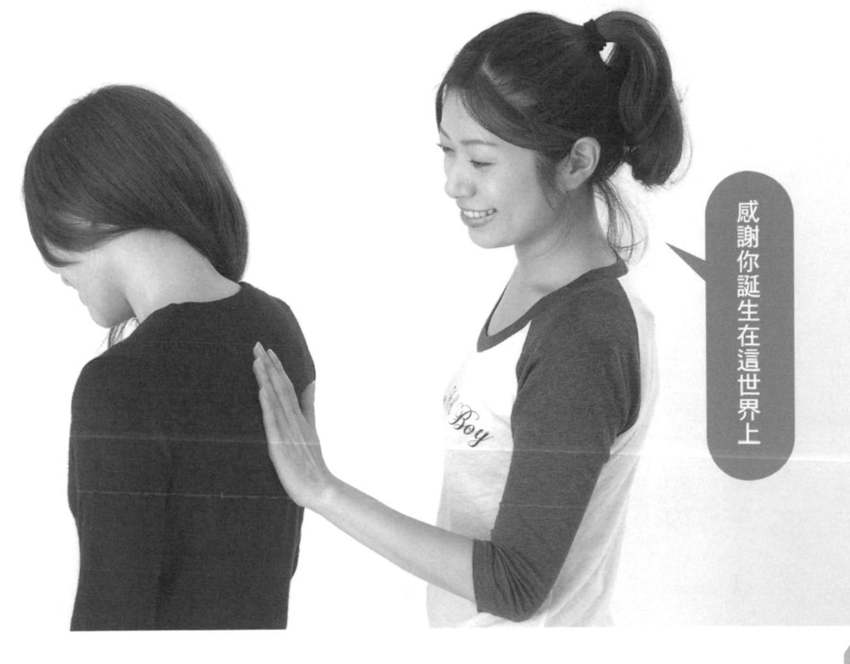

躍，有助於改善身體狀況。

【打造幸福體質的3堂課】③
撫摸背部

提到治癒，應該有許多人都覺得就是給予一種具有強大力量的東西。會這麼覺得也是理所當然的，但其實不管是誰都具備著療癒他人的力量。

有更年期憂鬱困擾的妳，也許是因為至今都把愛給了丈夫與孩子，卻沒有給自己足夠的愛。身體最能夠感受到愛的位置就在能量中心的後面，也就是胃的後方。這裡是與人擁抱時手掌剛好落下的位置。

覺得心情低落時，就請家人或朋友摸一摸我們的背部吧。請各位敞開心胸，收下對方充滿愛的這句「感謝你誕生在這世界上」，並重振精神吧。

（越智啓子）

用【晨光浴瑜珈】接收清晨日光的能量，解放更年期憂鬱的不安情緒

展開胸口的心輪，穩定心緒

瑜珈起源於敬拜太陽為神祇的古印度文化，「太陽禮拜」是瑜珈相當具代表性的一系列動作，而這套晨光浴瑜珈便是改編自太陽禮拜，是一套輕鬆又簡單的運動。

原本的太陽禮拜由數個瑜珈體式組成，這套晨光浴瑜珈便是從中挑選出幾個特別適合心情低落的人來做的動作，這些動作的特徵則是以柔和的力道敞開胸膛，藉此刺激胸膛上的心輪。心輪是我們看不見的生命能量聚集地，生命能量匯集於此，再流動到其他地方。人的身體有7大脈輪，分別位於陰部、薦骨前方、胃部周圍、胸口、喉嚨、眉間、頭頂，每一處的脈輪都有不同的情感能量在流動，且彼此相互影響。

位於胸口的心輪掌管心臟與呼吸器官的作用，也被稱為「愛的脈輪」，與寂寞、不安、穩定情緒有很深的關聯性。換句話說，我們可以透過打開心輪改善心悸、淺層呼吸等更年期憂鬱症狀以及情緒。

朝陽是生命能量，透過脈輪進入體內

這套晨光浴瑜珈可在任何時段進行，但我還是希望各位務必試試在清晨或午前的陽光下進行。再配合打開身體的動作，朝陽擁有的生命能量就會讓身體的脈輪更加活絡。

不只是心輪，眉間與頭頂的脈輪接收了朝陽的能量後，可以活化「第三隻眼」的眉心輪以及負責指揮所有脈輪的頂輪。

活化了眉心輪，陰暗負面的想法就會變得樂觀開朗；打開了頂輪，就能感覺到這整個世界與自己合而為一的解放感及安定感。

這樣的說法聽起來也許很不可思議，但實際在科學上也已經證明陽光——特別是清晨的陽光——對於我們的健康有很大的影響力。

有憂鬱困擾的人也經常伴隨著生理時鐘紊亂的問題，而在清晨的陽光底

晨光浴瑜珈的方式

請各位放輕鬆地呼吸，在清晨的日光下做這套瑜珈動作。
人在憂鬱的時候總是難以早起，但還是請各位試著在中午前做完這套朝陽日光浴瑜珈。

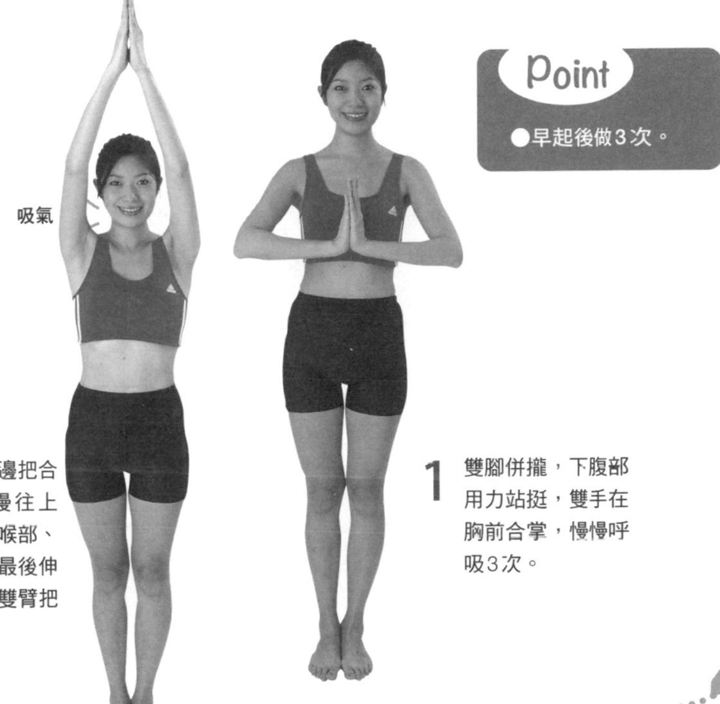

Point

●早起後做3次。

1 雙腳併攏，下腹部用力站挺，雙手在胸前合掌，慢慢呼吸3次。

2 一邊吸氣，一邊把合起的雙掌慢慢往上舉，手掌經過喉部、鼻頭、額頭，最後伸到頭頂，伸直雙臂把脊椎往上拉。

下做日光浴能導正混亂的生理時鐘，改善失眠問題以及午前的身體不適。此外，清晨的陽光也有助於改善會引發憂鬱症的腦內物質分泌失調。

我每天都會做這套晨光浴瑜珈，特別在天氣晴朗的日子裡更能感受到身體充滿能量。

呼吸在瑜珈當中也是非常重要的部分，呼吸時要確實使用腹部的肌肉（腹式呼吸）。

請各位務必嘗試看看。

（深堀真由美）

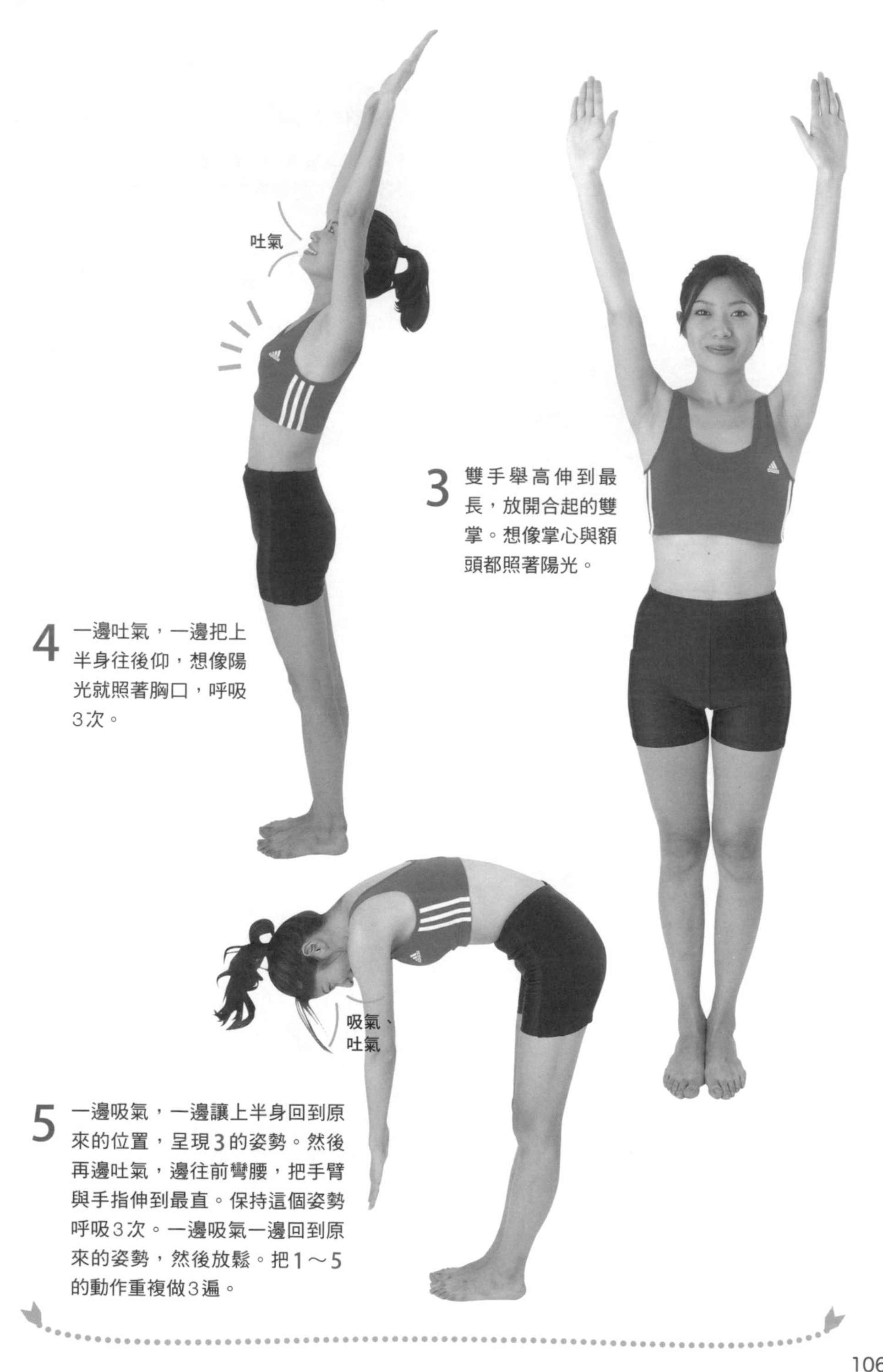

3 雙手舉高伸到最長，放開合起的雙掌。想像掌心與額頭都照著陽光。

4 一邊吐氣，一邊把上半身往後仰，想像陽光就照著胸口，呼吸3次。

5 一邊吸氣，一邊讓上半身回到原來的位置，呈現3的姿勢。然後再邊吐氣，邊往前彎腰，把手臂與手指伸到最直。保持這個姿勢呼吸3次。一邊吸氣一邊回到原來的姿勢，然後放鬆。把1～5的動作重複做3遍。

用放鬆腹部的【擊退憂鬱穴道按摩法】消除內心的疲倦、不安、緊張

內分泌系統穩定了，更年期障礙就輕了

大家都知道按摩穴道可以治肩膀僵硬、腰痛等身體疼痛問題，但其實按摩穴道對於改善精神不安等等也很有效。就讓我來為各位介紹對於改善心情低落、垂頭喪氣、難以入眠、更年期憂鬱等問題都很有成效的擊退憂鬱穴道按摩法。

第一個要介紹的是「關元」穴，這個穴道在肚臍與恥骨的中間點略偏下方的位置。更年期會出現的各種身體不適都是由於內分泌系統紊亂，雌性激素分泌過多或過少都會引起身心不適，而按摩關元穴則可以改善雌性激素分泌過多或不足的問題。

女性進入更年期就勢必要面對雌性激素減少的問題，而定期按摩穴道能降低減少的速度。這樣一來能減輕對身體的負擔，進入更年期以來的不適症狀多半都會得到緩解。

再來要推薦給各位的穴道是「鳩尾」穴，這個穴道在胸骨下方的心窩位置，能有效改善情緒低落。

女性因更年期等因素而莫名不安時，緊張或壓力通常都會導致腹部的肌肉硬梆梆。

我們要描述緊張或焦慮等心情時，可以使用「滿腹憂愁」、「腹熱心煎」、「腹熱腸荒」等關於「腹部」的形容。就像這些文字的形容一樣，當壓力或緊張狀態一直持續時，身體就會出現反應，腹部也會跟著變得硬梆梆。這時如果能按摩鳩尾穴，消除肌肉的僵硬緊繃，就能改善血液循環，讓情緒穩定下來。

按摩穴道時，首先要找個舒服的姿勢躺著，然後慢慢地吐氣，並以方便施力的大姆指一邊以舒服的力道慢慢按壓穴道。接著再慢慢吸氣，一邊放鬆手指。

利用「散針法」改善停滯的能量

另外，也有人使用針灸來改善憂鬱症，其中有個方法叫做「散針法」（參考下頁）。

擊退憂鬱穴道按摩法的方式

■放鬆身心的穴道

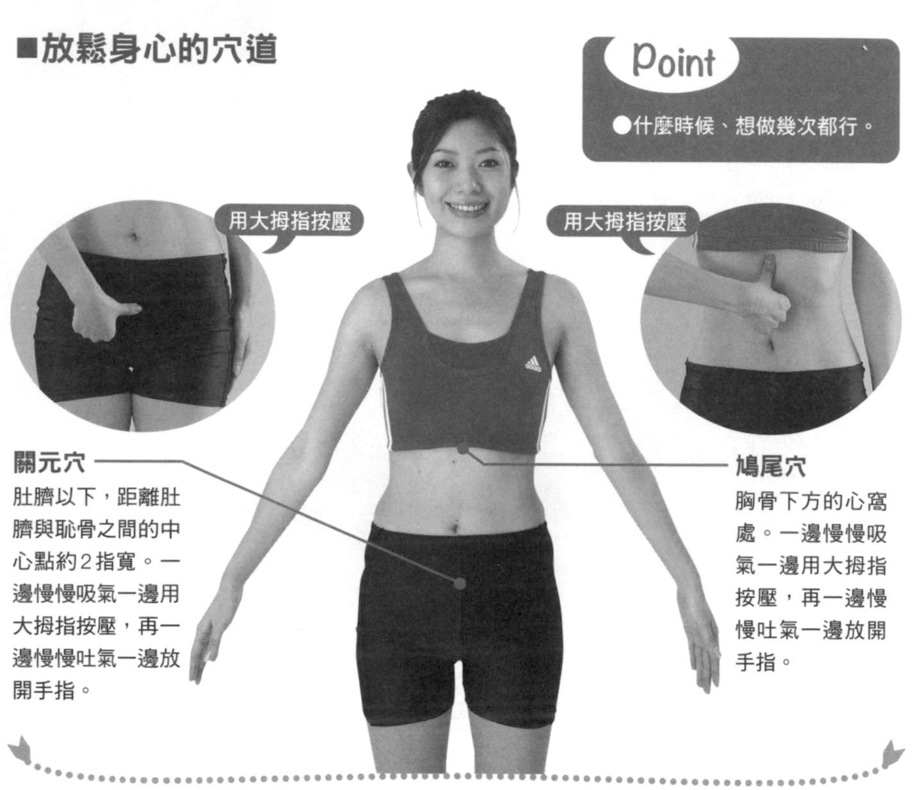

Point
●什麼時候、想做幾次都行。
用大拇指按壓
用大拇指按壓
關元穴
肚臍以下，距離肚臍與恥骨之間的中心點約2指寬。一邊慢慢吸氣一邊用大拇指按壓，再一邊慢慢吐氣一邊放開手指。
鳩尾穴
胸骨下方的心窩處。一邊慢慢吸氣一邊用大拇指按壓，再一邊慢慢吐氣一邊放開手指。

在東方醫學的觀念中，認為憂鬱是因為本應該在體內流動的生命能量「氣」滯留在頭部至胸部之間。

這時可以用手捏著針，以針尖輕輕地刺激皮膚表面，藉此改善體內氣滯留的情況。針戳帶來的刺激會讓人的心情變好，疏散體內鬱滯的氣，故稱為「散針法」。我們也可以自己用橡皮筋捆住一把約30～40支的牙籤，代替真正的針。

用一綑牙籤輕輕敲捶脖子、肩膀、鎖骨、頭部，刺激這些部位會讓我們的心情變好。

不管是擊退憂鬱穴道按摩法還是散針法，想做幾次、想什麼時候做都沒問題。尤其是睡前躺在床上是最放鬆的時候，請務必在睡前試試看這兩個方法。

（福辻銳記）

■ 牙籤散針法 ■

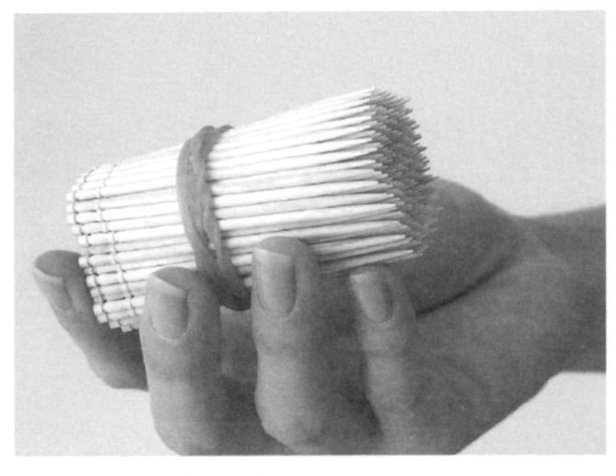

1 用橡皮筋固定

把30～40支的牙籤排整齊，再用橡皮筋捆緊。

Point

● 睡覺前也可以執行。

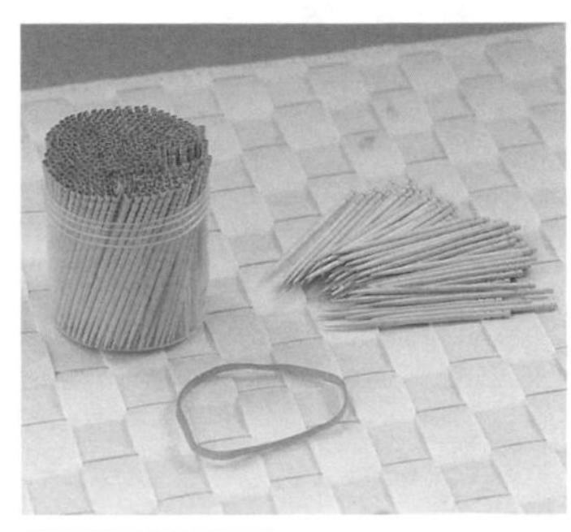

準備材料 牙籤
橡皮筋

2 刺激皮膚表面

以舒服的力道輕戳照片中的斜線部分，也就是刺激整個頭部、頸部以及鎖骨附近。

用暖暖包【熱敷頸部】，改善原因不明的憂鬱等慢性疲勞症候群

頭部至後頸處的痠痛是慢性疲勞症候群的根本原因

心情煩躁、焦慮、心悸、頭暈、失眠、睡不著……，這些原因不明的症狀都屬於所謂的「慢性疲勞症候群」。當患者有這些煩惱時，我們這些具備東方醫學知識的專業人員通常就在患者的頸部附近——詳細來說就是頸部後方——進行針灸。

一般來說，肩、頸痠痛是由於接近皮膚的肌肉萎縮、僵硬；有憂鬱症狀等神經方面問題的患者則是頭部到頸部後方的「頸部深層肌肉」僵硬，摸起來就像有一塊腫包。進行針灸治療時通常會使用比較粗的針，但蠻多患者好像都沒有什麼感覺。這也代表患者的肩頸僵硬問題頗為嚴重。

消除肌肉嚴重僵硬的最好方法就是使用暖暖包來「熱敷頸部」。這是讓暖暖包的溫度緩緩滲入肌膚，達到放鬆肌肉的效果，雖然要比針灸治療多花一點時間，但持之以恆一定就能夠見效。請各位試試在睡前用暖暖包熱敷約15分鐘，大約1週左右就會覺得睡得好，憂鬱、心悸、頭暈等慢性疲勞症狀也會獲得改善。

熱敷頸後改善憂鬱等神經方面 熱敷頸前改善內臟的不適症狀

熱敷頸部又分為熱敷頸後與熱敷頸前，兩者呈現的效果完全不同。跟胃部、小腸、大腸、膽囊等內臟有關的穴道都分布在脖子的前側或兩側，因此熱敷這些部位可以明顯改善胃痛、便秘、咳嗽、高血壓等問題。與熱敷頸後相比，熱敷後立即見效是熱敷頸前的最大特徵。一樣建議在睡前15分鐘進行熱敷。熱敷不久之後，肚子應該就會發出咕嚕嚕的叫聲。若明顯有這樣的感覺，就代表內臟的功能真的不太好。持續熱敷2、3天應該就能明顯感受到效果。

1個暖暖包不夠的話，就用2個一起熱敷。覺得溫度有點燙是正常的，怕被燙傷的話也可以用毛巾或手帕包住，減少暖暖包釋放的熱度。

（高野耕造）

熱敷頸部的方式

Point

- 1天熱敷15分鐘。
- 熱敷頸後可改善憂鬱等神經方面的問題；熱敷頸前可改善內臟的不適。

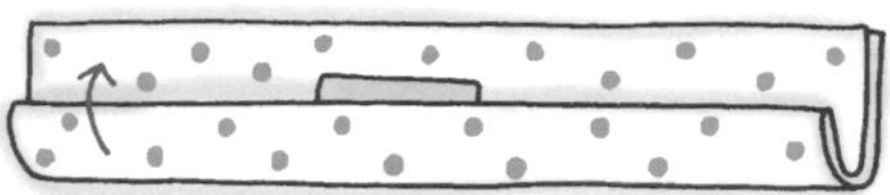

1 先把手帕對摺，再把暖暖包捲起來。

2 按照症狀用暖暖包熱敷頸前或頸後約15分鐘。

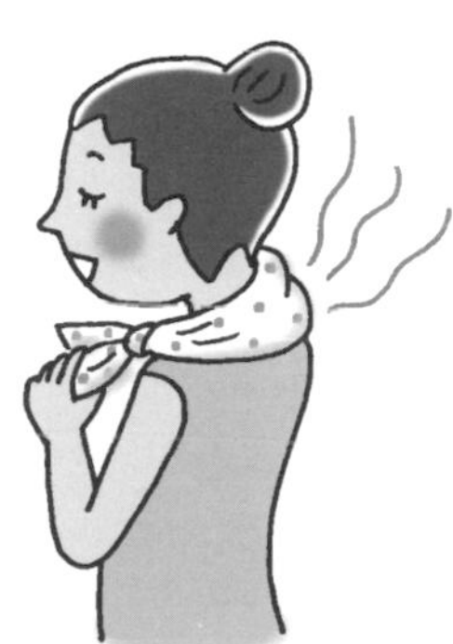

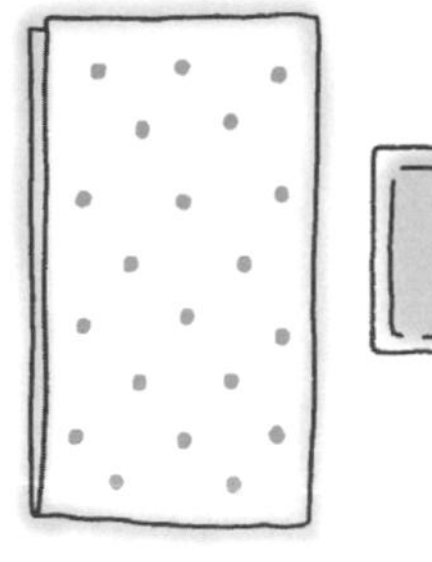

準備用品

市售暖暖包
手帕

頸部側面有許多跟內臟有關的穴道！

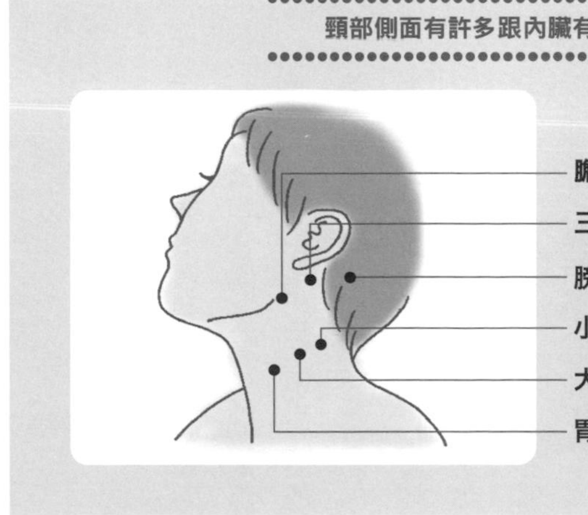

頸部周圍有許多穴道，跟內臟也有著密切的關係。刺激這些「經脈」可以舒緩並改善症狀。

利用散發淡淡蒜香的【大蒜枕頭】幫助入眠，舒緩不安、緊張以及躁動的神經

吃大蒜可改善血液循環、消除疲勞

大蒜是一種可以增強體力的食材。吃大蒜可以改善血液循環、讓身體發熱，使血液以更快的速度將養分送達全身上下，並以此消除疲勞。

此外，大蒜有豐富的維生素B_1。維生素B_1又被稱為「精神的維生素」，有鎮定精神的效果。感到煩躁或不安時，代表交感神經也處於亢奮的狀態，這時若攝取維生素B_1，促進副交感神經活絡，放鬆肌肉並舒緩緊張，讓血清素發揮作用。

透過吃大蒜就可以得到這些效果，但其實把大蒜切開時聞到的氣味成分「蒜素」或大蒜素轉變後的揮發性氣味也有助眠效果。

只需用衛生紙包著大蒜，放在枕邊就好

因精神不安、緊張導致失眠時，可以試試看作法簡單的大蒜枕頭，不用吃也能獲得大蒜的功效。準備2至4瓣大蒜，把外皮剝掉之後再切掉頭尾兩端，最後用衛生紙包起來放在枕邊就可以了。各位都知道的芳香療法吧？瀰漫在空氣中的淡淡蒜頭香氣也會讓人心情放鬆，冷靜下來。大蒜香氛枕可持續使用1週。

若以「大蒜澡」搭配上大蒜枕頭，還能把大蒜的助眠效果發揮得更好。而且，也能重複利用大蒜枕頭的大蒜。準備約5瓣的大蒜並把頭尾部分切掉，然後用紗布和手帕包起來放進熱水澡就可以。大蒜澡能讓身體由內而外發熱，提升保溫效果，使身體持續發熱。身體暖和對於舒緩緊張也有極好的效果，同時再搭配緩慢的深呼吸或冥想，還能安定心神。

（若野典子）

大蒜枕頭的作法

Point

- 放在枕邊。
- 大約可以使用1週。

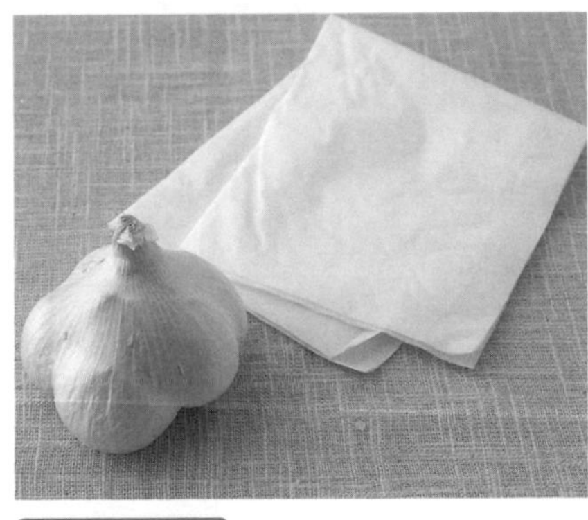

準備材料

大蒜……2～4瓣
衛生紙……2張

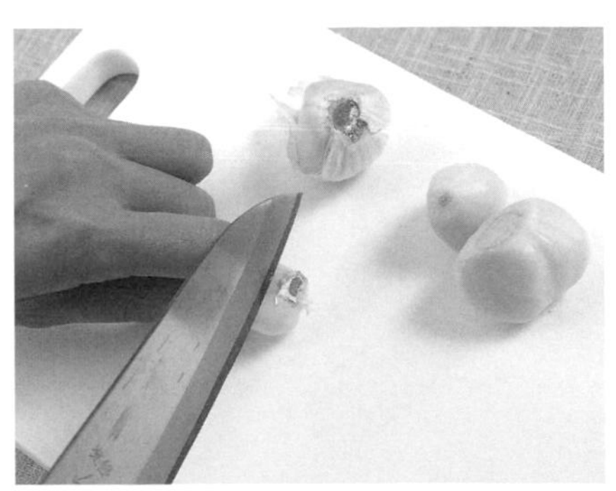

1 剝掉大蒜的外皮，再切掉頭尾兩端。

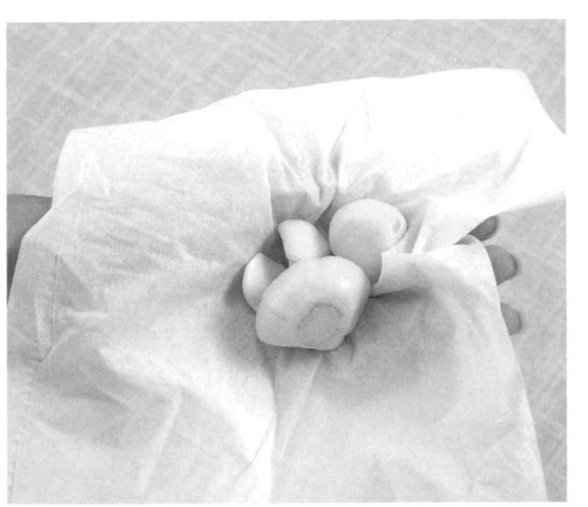

2 利用衛生紙將大蒜包住。

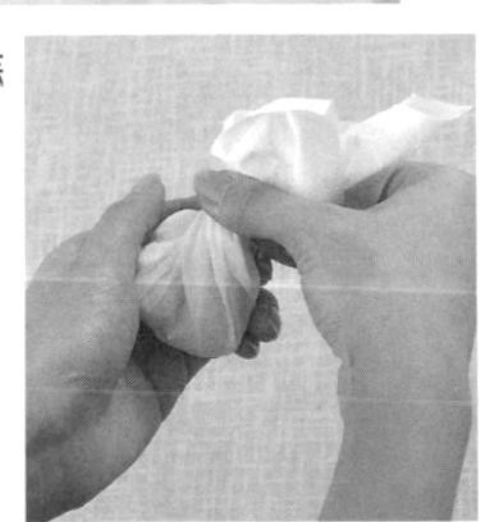

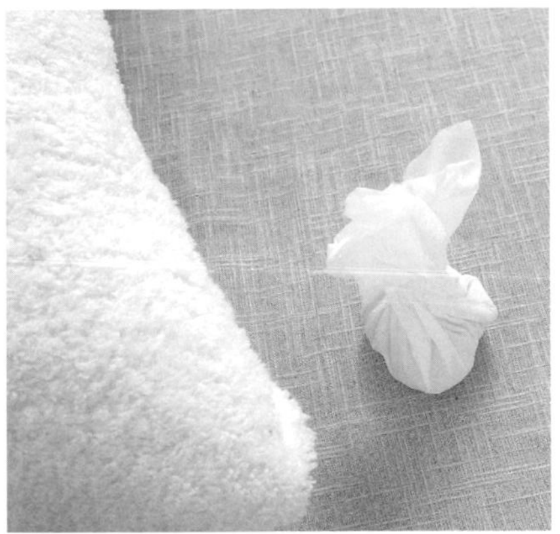

3 放在枕邊即可。大約可以使用1週。

只需加牛奶的【牛奶浴】可舒緩焦躁、身心疲倦，令人放鬆心情

淡淡的奶香能夠消除焦慮和失眠

牛奶富含脂質、維生素，以及鈣質等礦物質，與雞蛋並稱為「完全營養食品」。

牛奶豐富的營養不一定要用喝的才能得到，把牛奶加入浴缸的熱水中，泡個暖呼呼的牛奶浴也能發揮功效。

牛奶浴其實有非常好的美容與健康效果，據說埃及豔后克麗奧佩脫拉七世與羅馬的貴夫人為了保持美貌，都非常喜歡泡牛奶浴。

牛奶浴有天然的保濕效果（保持肌膚的水分），讓肌膚變得滋潤又緊緻，可預防肌膚乾燥及粗糙等問題。

淡淡的牛奶香氣有鎮定神經消除失眠的效果。當精神費盡、壓力過大、筋疲力盡時，不妨泡個牛奶浴看看。

泡完牛奶浴之後，疲勞的身心都會得到舒緩，焦慮也會消失，可以好好睡上一覺。對於減輕憂鬱症狀也有很好的效果。

泡牛奶浴不必把泡澡的熱水全部換成牛奶，只要在熱水裡加入約1公升的牛奶攪拌即可。熱水溫度約38到40度，泡澡時間約20至30分鐘。如果不喜歡身上有牛奶的味道，最後可以用清水沖洗乾淨，並不影響效果。

牛奶浴1天以1次為限且泡過的牛奶浴要全部清掉，別留在浴缸裡。

（谷津三雄）

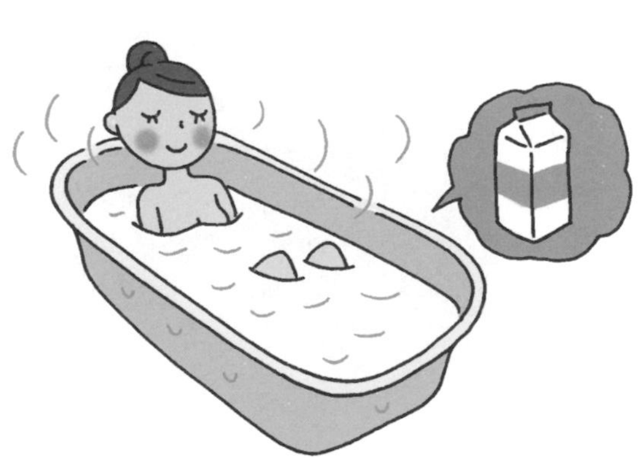

把1公升的牛奶加入38～40度的熱澡水，泡澡時間約20～30分鐘。當天泡完的牛奶浴要全部清理乾淨。

PART 4

憂鬱症、自律神經失調的原因與改善法

山田治療院顧問　牙醫師
山田晶

拇趾外翻・浮趾研究家　笠原接骨醫院院長
笠原足部療養整體院院長
笠原巖

營養學博士
落合敏

北里大學榮譽教授　CNS藥理研究所所長
醫學博士
村崎光邦

エビス診療所所長
松原英多

東京醫科齒科大學榮譽教授
故・井上昌次郎

池田診所院長 立教大學、日本女子大學講師
池田健

水嶋診所院長
水嶋丈雄

中部大學生命健康科學研究所特任教授
醫學博士
宮崎總一郎

松岡針灸院院長　亞洲手部治療協會理事
松岡佳余子

（依內文編排順序）

【骨盆歪斜】不只造成腰痛，更導致免疫力下降、失眠症、憂鬱症、自律神經失調症

青壯年人士骨盆歪斜的危機

骨盆連接身體的上半部與下半部，就像是身體的「門片鉸鍊」。不只如此，骨盆還有扮演「人體地基」的作用，讓身體的重心維持在正中間，並在身體改變姿勢或運動時保持平衡。我們若要做出拉伸背肌的動作，脊椎跟骨盆都必須穩定才行。

我們在左右扭腰或前彎後仰時，骨盆旋轉的角度若是不夠，動作就會不流暢。換句話說，讓骨盆保持在穩定且不歪斜的狀態是人類活著的基本條件之一。

成人的骨盆從正面看起來是一個左右對稱的倒三角形。左右的「髂骨」會形成一個骨盆腔，男性的骨盆腔是四角形，女性的骨盆腔則稍微圓潤一點。而且從側面來看，骨盆是呈現豎立的狀態，把臀部穩穩地往上提起。這樣的骨盆是最理想的狀態，以X光照片來看，就可以看出骨盆是以身體中線為基準呈左右對稱。

但隨著年紀增加，我們的骨盆就會開始往後傾，脊椎也開始彎曲。

老年人會駝背就是因為這個緣故。這是身體的自然現象，所以某種程度來說也是無可避免。

但是，青壯年人士如果出現這樣的現象或左右不對稱，就是「骨盆歪斜」的嚴重症狀。

像地基不穩的房子一樣，骨盆歪斜就會讓整個身體都出問題，造成各種影響。

骨盆歪斜也是癌症和過敏性疾病的原因

骨盆一旦歪斜，就會給周圍的肌肉和韌帶造成不必要的負擔，腰部乃至身體各個部位就容易出現各種疼痛。

劇烈的腰痛多半被診斷為椎間盤突出，但其實有不少人的激烈腰痛是由骨盆歪斜所引起。甚至因為骨盆無法支撐好上半身，導致脊椎、肩膀、頸部往前傾，進而引起頭痛、慢性肩膀痠痛等症狀。

有人因為骨盆周圍的血液循環不良

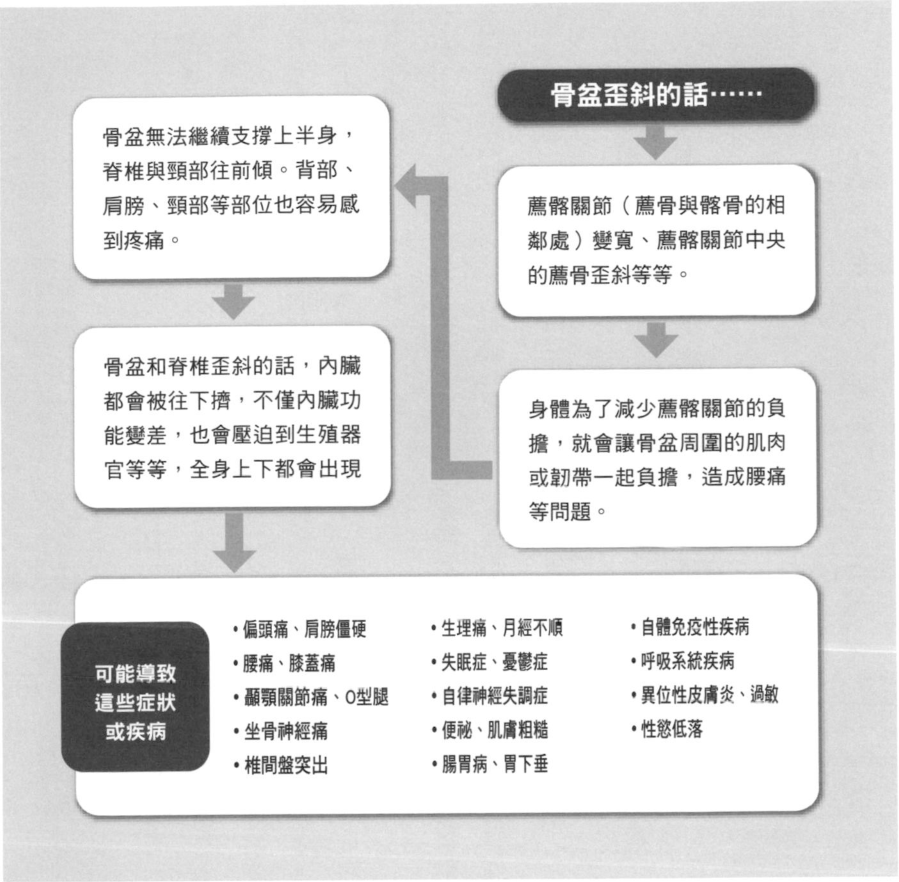

骨盆歪斜的話……

薦髂關節（薦骨與髂骨的相鄰處）變寬、薦髂關節中央的薦骨歪斜等等。

身體為了減少薦髂關節的負擔，就會讓骨盆周圍的肌肉或韌帶一起負擔，造成腰痛等問題。

骨盆無法繼續支撐上半身，脊椎與頸部往前傾。背部、肩膀、頸部等部位也容易感到疼痛。

骨盆和脊椎歪斜的話，內臟都會被往下擠，不僅內臟功能變差，也會壓迫到生殖器官等等，全身上下都會出現

可能導致這些症狀或疾病

- 偏頭痛、肩膀僵硬
- 腰痛、膝蓋痛
- 顳顎關節痛、O型腿
- 坐骨神經痛
- 椎間盤突出
- 生理痛、月經不順
- 失眠症、憂鬱症
- 自律神經失調症
- 便祕、肌膚粗糙
- 腸胃病、胃下垂
- 自體免疫性疾病
- 呼吸系統疾病
- 異位性皮膚炎、過敏
- 性慾低落

造成手腳冰冷、生理痛、月經不順；也有人則是因為姿勢不良的問題愈來愈嚴重，導致沿著脊椎分布的自律神經運作不正常，造成失眠、憂鬱症、焦慮或倦怠感等原因不明的症狀。

脊椎前傾還會壓迫到胸腔，而胸腔則是體內製造免疫細胞的胸腺所在位置，所以胸腔受到壓迫就可能造成免疫功能變差，進而導致癌症和過敏性疾病。不僅如此，隨著內分泌的代謝功能變差，導致老化速度變快，降低性慾等等，男性可能還會出現ＥＤ（勃起功能障礙）。若要避免造成這種嚴重的問題，最要緊的當然是平時就要努力保持正確的姿勢。

也有許多人透過解決骨盆歪斜的問題，改善身體疼痛、各種不適症狀、慢性病等等。

（山田晶）

【骨盆歪斜】也會讓心生病。
輕鬆改善骨盆歪斜的日常生活8訣竅

改掉日常壞習慣
並矯正姿勢是最基本

骨盆歪斜跟平常的姿勢有很大的關係。不對的姿勢會讓骨盆漸漸變形，使髖關節偏離正確位置，肌肉的分布也會不平衡。結果，我們反而會覺得不對的姿勢比較輕鬆，骨盆歪斜的情況就會愈來愈嚴重，陷入惡性循環。

若要避免身體習慣用不正確的姿勢導致惡性循環，最重要的是平常隨時注意與確認自己的身體姿勢是否正確。而且，也要努力改掉導致姿勢不良的動作。

平時做一做像這2頁介紹的簡單動作或善用一些小訣竅，就能改善身體容易不平衡的情況。這些方法和動作不會耗費太多時間與力氣，請各位務必學會並加以利用。

（山田晶）

1 學「夢露步態」扭腰擺臀地走路

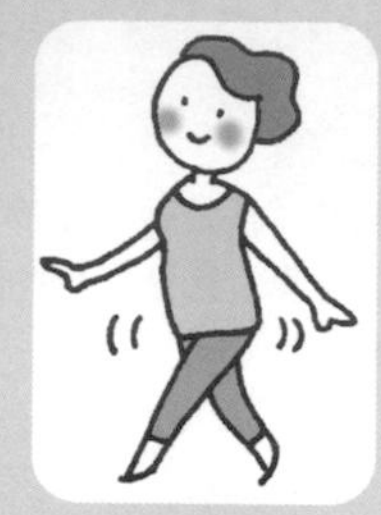

走路扭腰擺臀的「夢露步態」不只看起來婀娜多姿，而且還有效預防及改善骨盆歪斜。想像面前有一條直線，然後有節奏地走在直線上。但別像夢露一樣穿那麼高的高跟鞋。

2 抬頭挺胸坐好，背部、頸部都輕鬆

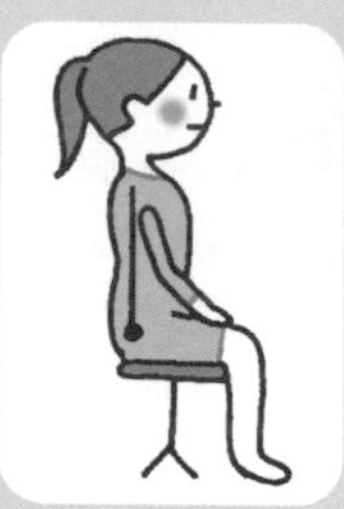

試試看坐著駝背，然後轉一轉脖子。應該轉不動吧？但若是改變姿勢，骨盆豎直，讓臀部往上提起，脖子就會變得比較容易轉動。也就是說，坐著的時候把骨盆立起來的話，背部跟頸部就不會歪斜，轉動脖子也會比較輕鬆。

3 坐下時做一做「膝蓋合併運動」

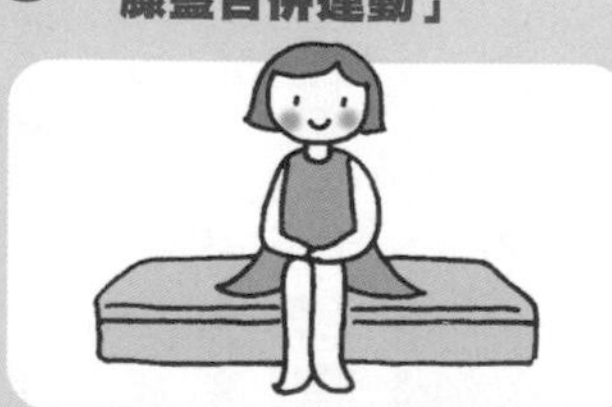

搭車時有座位可以坐，或在辦公室的座位上時，可以試著把兩腳併攏，讓膝蓋緊緊靠在一起。這樣能夠強化用來支撐骨盆的「內收肌群」，不只可以改善骨盆歪斜，也可以改善 O 型腿。

4 平均使用兩邊肩膀背包包

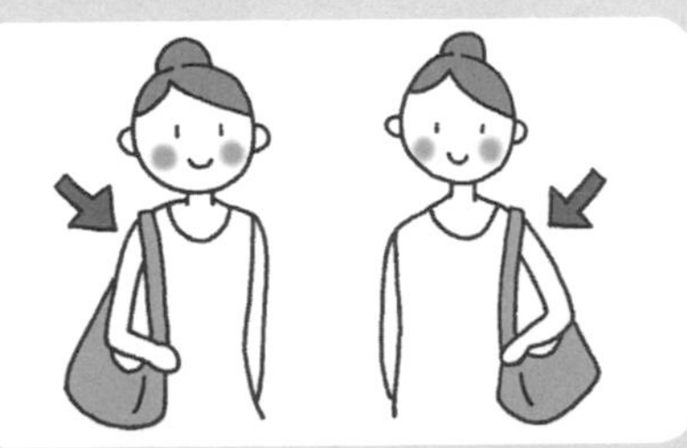

使用側背包時很容易只用某一邊的肩膀，記得要輪流換邊背。使用手提包也要記得用兩隻手輪流提。

5 泡澡時做「扭腰健身操」

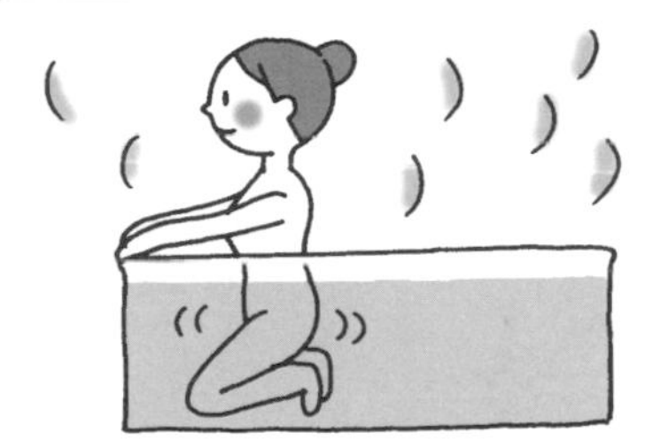

泡澡時跪坐在浴缸裡，腳底板不貼地，雙手扶著浴缸，慢慢的左右扭腰。因為水有浮力，所以做這個運動不會對身體造成負擔。

6 坐在不同的位置看電視

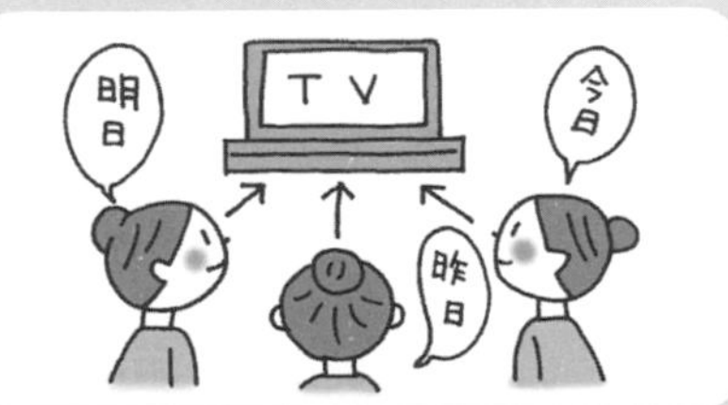

坐在同個位置上看電視的話，身體的姿勢就容易偏一邊。改變一下電視的擺放位置或坐著看電視的位置，姿勢不良的問題自然也會解決。

7 輪流用左右邊的牙齒嚼口香糖

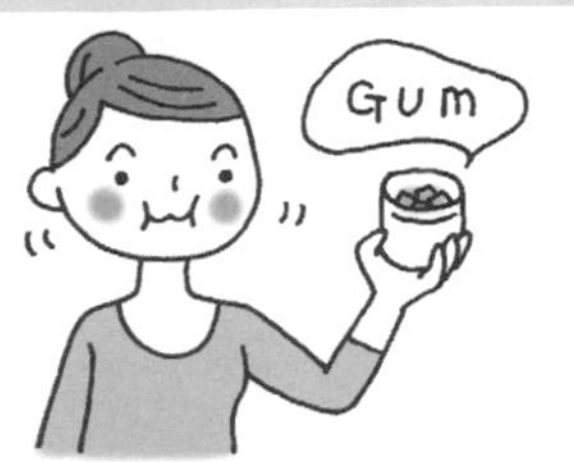

輪流用左右邊的牙齒嚼口香糖可以改善骨盆歪斜。活動顳顎關節也有放鬆的效果。

8 挺直背部夾緊臀部

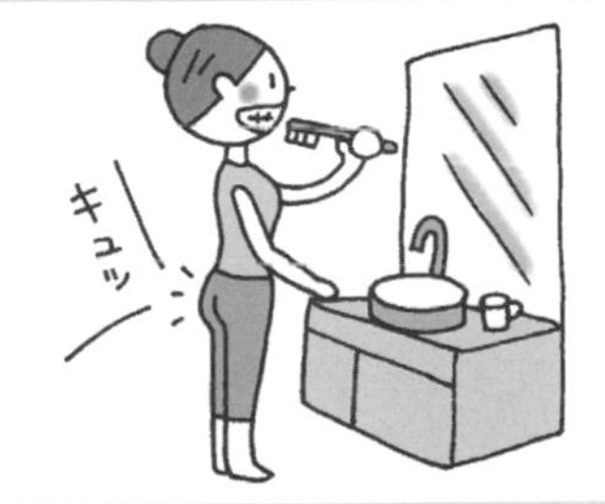

刷牙或在車站裡面等車的時候就可以做這個運動，這樣可以強化臀部周圍的肌肉也能夠預防尿失禁等問題。

番外 做愛也能解決骨盆歪斜

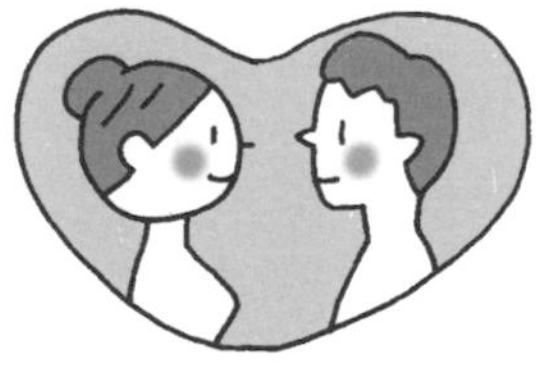

男性的骨盆容易閉合，女性的骨盆容易張開，透過性愛可以達到整體的平衡。擺動腰部的動作也能解決骨盆歪斜問題。

自律神經失調症、憂鬱狀態的原因就在於拇趾外翻、浮趾等「足部」異常

各種身體不適的原因竟然是「足部」

不少人都有膝蓋痛、腰痛、髖關節疼痛、嚴重肩膀痠痛、偏頭痛、暈眩、自律神經失調症、憂鬱等不舒服的症狀。

不管吃藥還是做治療都沒辦法好轉，是這些症狀的共同特徵。「我一直在跑醫院，可是怎麼治都治不好。」應該不少人都有這樣的心聲。

我看過非常多的病人，光是初診病患就有12萬人。在這麼多的看診經驗中，最讓我感到不可思議的，就是症狀原因不明的患者幾乎都有足部方面的問題。於是，我深入探討足部跟這些不舒服症狀之間的關係。

以腰痛的問題來說，約有80％的腰痛都是屬於原因不明的慢性腰痛。雖然明顯看得出患者腰部周圍的骨頭出現一些異常，引起疼痛，但為什麼這些骨頭會出現異常？為什麼又會造成身體疼痛呢？

在同樣的生活環境下，有些人會腰痛，但有些人就不會腰痛。關於膝蓋痛、肩頸痠痛等其他症狀，我也做了跟腰痛問題一樣的觀察。

最後，我發現肩頸痠痛、偏頭痛、暈眩、自律神經失調症等症狀或問題的原因都跟「足部的異常狀況」有關。有這些問題的病患無一例外都有拇趾外翻、浮趾（大拇指往上翹）、扁平足，還有腳趾出現赫伯登氏結節（簡稱足部赫伯登氏結節）等等的足部問題。赫伯登氏結節指的是40歲以上的人手指第一關節容易變形、變形而出現的腫包。

也就是說，這些疑難雜症的原因並不在於那些疼痛部位，而是在身體的地基——足部。

人類靠著雙腳維持全身重量，與地球的引力保持平衡。

如此重要的雙腳一旦出現問題，腳底的平衡就會不穩，也就無法好好支撐身體。結果，腳底的負擔就會被分散到足部以上的膝蓋、腰部、頸部等部位，強迫這些部位一起來承擔。

也就是說，用有異常狀況的雙腳走

路時，身體就要反覆承受來自腳跟的衝擊，並且將這股衝擊力傳給上半身的關節。若以地震來形容，就是「垂直搖晃（P波）」與「水平搖晃（S波）」的破壞力。即使單次的衝擊力道不大，但經年累月下來就會讓身體出現各種疼痛或不舒服。

由於女性的肌力通常不比男性，所以更容易受到地球引力的影響，足底容易出現異常。伴隨足底異常出現的各種不舒服，通常也是以女性居多。

足底異常的結果就是人更容易出現偏頭痛、暈眩、自律神經失調症，甚至憂鬱症狀等等。我將這些問題稱為「足部異常症候群」，指常伴隨頸部異常出現的慢性疼痛、頸部僵硬、肩部僵硬、偏頭痛、暈眩、自律神經失調症等等。

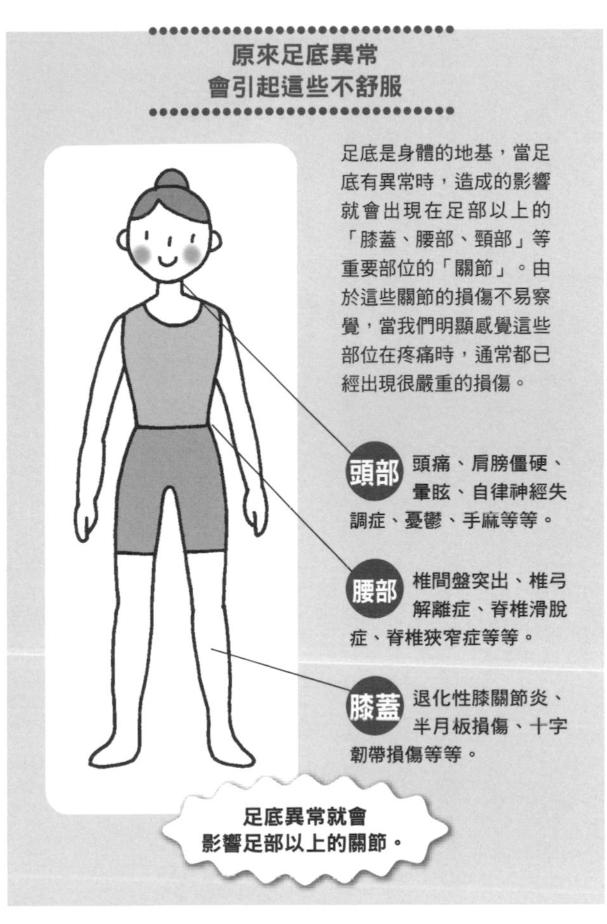

原來足底異常
會引起這些不舒服
足底是身體的地基，當足底有異常時，造成的影響就會出現在足部以上的「膝蓋、腰部、頸部」等重要部位的「關節」。由於這些關節的損傷不易察覺，當我們明顯感覺這些部位在疼痛時，通常都已經出現很嚴重的損傷。
頭部
頭痛、肩膀僵硬、暈眩、自律神經失調症、憂鬱、手麻等等。
腰部
椎間盤突出、椎弓解離症、脊椎滑脫症、脊椎狹窄症等等。
膝蓋
退化性膝關節炎、半月板損傷、十字韌帶損傷等等。
足底異常就會
影響足部以上的關節。

假如不去矯正根本原因，就算給不舒服的部位做治療也沒有太大的效果。就像因為地基不穩而傾斜的房屋，也必須先解決地基不穩的問題，否則再怎麼修理外牆或梁柱，還是無法根治房屋的傾斜。

我們的身體也是一樣。要調整好足部到患部或全身與地球引力之間的平衡，讓自癒力（自然治癒力）發揮最大的作用。否則不僅無法改善症狀，還可能使症狀惡化、病情反覆。

（笠原巖）

「足部」異常的影響會造成頸部損傷

「足部」異常會造成頸部傷害

我們在前面說過，足部異常可能會引起自律神經失調症或憂鬱症。應該有不少人聽到這裡都覺得很驚訝吧？接著就讓我為各位再詳細說明。

不管身體哪個部位不舒服，只要不是足部方面的問題，通常我們都不會去注意患者的足部狀況。

尤其是偏頭痛、暈眩、耳鳴等問題都跟足部離得很遠，更何況是憂鬱狀態或自律神經失調症等等，通常都不會有人覺得這些問題跟足底有任何關係。即使是專業的醫療人員，大概也不會覺得這些問題的「原因就在於足部」吧？

精神方面的壓力與疲勞、內分泌失調等因素也是造成這些疾病的原因之一。但是，我個人認為的根本原因就在於「足部」。也就是因拇趾外翻、浮趾、扁平足，還有腳趾關節因赫伯登氏結節造成嚴重拇趾外翻（簡稱足部赫伯登氏結節）的「足部異常」。所謂的赫伯登氏結節，是40歲以上的人容易因手指第一關節變粗而出現的腫包。

而這些不穩定的足部問題就成為頸部異常的導火線，引起偏頭痛、暈眩、耳鳴、自律神經失調症、憂鬱狀態等等。

我來解釋一下我的觀點。當足底的狀態不穩定時，身體重心就會落在腳後跟，讓腳後跟失去緩衝作用。所以，我們每次走路時都會承受過多衝擊，進而影響到頸部。而且，身體的重心並不會平均分配給兩邊的腳後跟，所以某一隻腳的腳尖就容易朝外，造成身體過度扭曲，從頸部開始就會產生明顯的歪斜。

而且，脖子的位置與性質也是關鍵。頸關節可以360度繞轉，收到來自眼睛的資訊後可以迅速做出動作。再加上脖子位於脊椎的最上端，支撐沉重的頭部。

人類就算足部異常導致身體重心不穩，還是可以好好站著走路，都是因為身體的各個部位在幫忙出力。

脖子的骨頭變形 就會造成這些不適或疾病

脖子的骨頭出現歪斜或變形、疲勞性骨折，全身就會出現各種不適症狀。除去外力導致的頸部骨頭損傷之外，「足部」異常也是造成頸骨損傷的原因。

顳顎關節

活動下巴的關節。（顳顎關節歪斜會導致顳顎關節症候群，或左右臉不對稱）

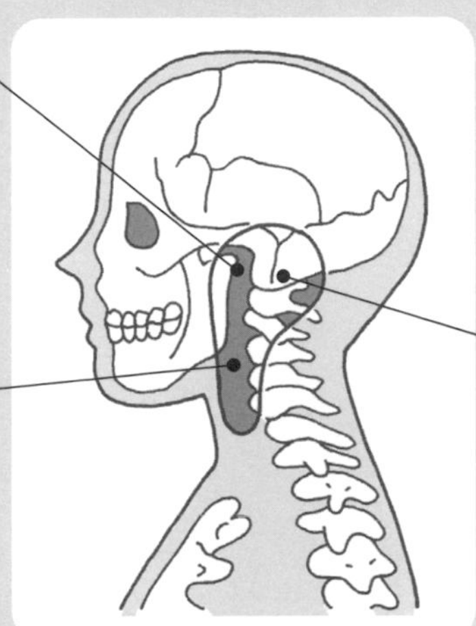

甲狀腺

分泌甲狀腺激素，促進身體新陳代謝。

頭蓋骨與頸椎的相鄰部位

連接頭部與頸部的部位。運輸血液和養分給大腦的血管、傳達指令給大腦的神經都會從這裡經過。

自律神經出現失誤

自律神經與副交感神經切換不佳會導致慢性疲勞症候群或自律神經失調症、耳鳴、憂鬱狀態、失眠、壓力過大等症狀。

頸部腦部的血流停滯

脖子周圍的肌肉會變僵硬緊繃，引發疼痛。容易出現肩頸僵硬與疼痛。另外，通往頭腦的血流停滯也會造成偏頭痛。

內分泌失調

當內分泌出現狀況，最後變成內分泌失調時，就容易出現潮熱、月經不順、手腳冰冷、暈眩、失眠、甲狀腺機能低下等問題。

其中，頸部一直承受了過多的衝擊和扭曲，脖子的骨頭（頸椎）就會受到壓迫，出現歪斜、變形或細微疲勞性骨折的發炎（頸椎病）。

這些歪斜、變形、疲勞性骨折的部位都非常小，就算用MRI或CT也不一定能檢查出來。但是，這些問題的影響卻很大。

因為這些頸椎問題會讓周圍的肌肉變緊繃，也可能刺激三叉神經或自律神經，引起動作失誤。

當通往腦部的血流停滯，交感神經與副交感神經的切換不順利時，也會造成體內激素嚴重失衡。最後，就會造成各種慢性疲勞症候群。

當身體出現這些不舒服的症狀時，首先要做的就是確認自己的足部狀態，並且調整好足部狀態的平衡。

（笠原巖）

營養失衡會讓身體不舒服 打造抗壓體質的營養成分

一日三餐 要有均衡的營養搭配

心情焦躁、沒有耐性、晚上睡不好……。這些由壓力導致的症狀並非與營養失衡毫無關係。人每天要吃三餐，而且每一餐都要有均衡的營養，包括澱粉類的主食、魚肉類等等的主菜、蔬菜等等的副菜，營養均衡的飲食是對抗壓力的基本。我們之所以難以消除疲勞、出現壓力性的十二指腸潰瘍，有時也可能是因為身體缺乏某種特定的營養素。

首先，要確認維生素B_1是否充足。美國做過一項實驗，發現體內的維生素B_1不足會造成精神不振、焦慮、失眠。維生素B_1會促進腦內物質的代謝，是用來安定情緒的必要營養素。糙米、胚芽米、營養強化米、麥飯等食物都含有非常豐富的維生素B_1，而白米的維生素B_1相對少了許多。除了穀類以外，豬肉、鹽漬鮭魚卵、鱈魚卵，以及花生、紅豆、蠶豆等豆類、香菇、大蒜、脫脂牛乳等等也含有許多維生素B_1。

維生素B_1要搭配二烯丙基硫化物

攝取含有維生素B_1的食物時有個訣竅，那就是要搭配上含有二烯丙基硫化物食物。切洋蔥會讓人流淚就是因為洋蔥含有二烯丙基硫化物，而這個成分可以提高提高人體吸收維生素B_1的效果。青蔥、洋蔥、大蒜、韭菜等食材都含有二烯丙基硫化物，所以像是要使用含有豐富維生素B_1的豬肉做菜時，就可以把大蒜磨成蒜泥或切成蒜末，跟豬肉一起做成日式燒或是製作糖醋肉時加入大量的洋蔥也是很不錯的選擇。

另外，內臟和雞肉也含有豐富的維生素B_1，因此炒內臟搭配上韭菜、把雞肉串加上洋蔥一起燒烤等等，都是很不錯的料理。除了維生素B_1，也別忘了攝取足夠的蛋白質、維生素C與鈣質。各位都知道魚、肉、蛋、豆類都含有許多蛋白質；柿子、草莓等水果以及球芽甘藍、花椰菜等蔬菜則含有許多維生素C。製做焗烤義大利麵時若以花椰菜取代通心粉，不僅美味也能吃到大量的花椰菜。富含鈣質的食物有沙丁魚、糠蝦等魚類、牛奶、起司、蘿蔔苗、大頭菜、蘿蔔葉以及大豆等豆類。

（落合敏）

●富含維生素B₁的食物

	每100g	參考份量
豬肉（腰內肉）	1.32mg	薄肉片1片(30g) 0.40mg
豬肉（後腿肉、瘦肉）	0.94mg	薄肉片1片(30g) 0.28mg
蒲燒鰻	0.75mg	1串(80g) 0.60mg
燒肉	0.85mg	1薄肉片(15g) 0.13mg
鹽漬鱈魚子	0.71mg	中型1條(70g) 0.50mg

※出自文部科學省「七訂日本食品標準成分表」（同以下表格）

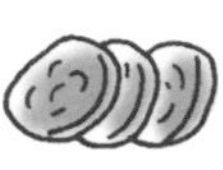
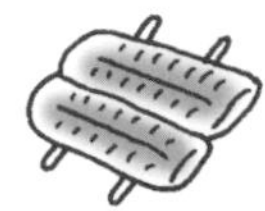
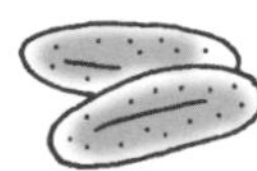
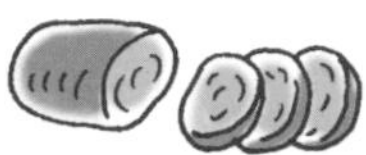

●富含維生素C的食物

	每100g	參考份量
西印度櫻桃	1700mg	100g 1700mg
芭樂	220mg	100g 220mg
彩椒	170mg	1個(135g) 229.5mg
油菜	130mg	1把(200g) 260mg
草莓	62mg	1大顆(25g) 15.5mg

※出自文部科學省「七訂日本食品標準成分表」（同以下表格）

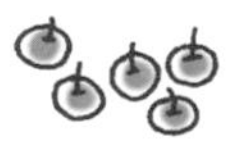
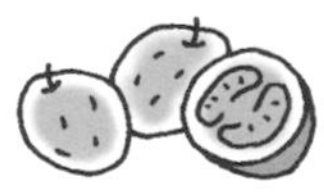
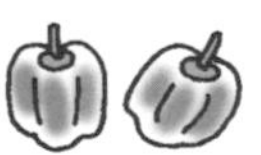
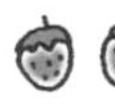

●富含鈣質的食物

	每100g	參考份量
蜜汁鯷魚乾	2500mg	1大匙(5g) 125mg
蝦乾	7100mg	1大匙(8g) 568mg
泥鰍	1100mg	1尾(15g) 77mg
西太公魚	450mg	1尾(20g) 90mg
艾曼塔起司	1200mg	100g 1200mg

※出自文部科學省「七訂日本食品標準成分表」（同以下表格）

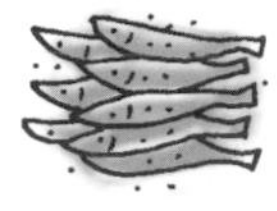
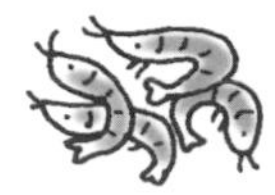
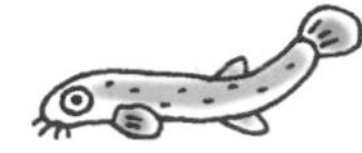
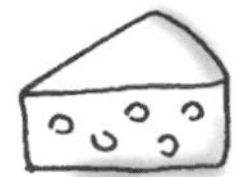

壓力、憂鬱造成的失眠症分為4種 必須先了解自己屬於哪種類型

不同的失眠症有不同的症狀與解決方法

若要消除平時累積的壓力，最重要的就是「睡眠」。然而，失眠症的患者卻有逐年增加的傾向。這大概是因為任何人都有可能得到失眠症，而且失眠的問題會給身心帶來極大痛苦，必須求助醫生才有辦法解決。失眠症分為4種，每種類型都有不一樣的解決方法，所以我們必須先知道自己的失眠問題屬於哪一種類型。

我想應該有許多人都經歷過這4種失眠類型當中的某一種，或同時出現多種。偶爾失眠並不要緊，並不需要太過擔心。

但如果符合以下的條件，那就很有可能是得到失眠症。

①4種失眠類型當中的任一種或數種持續3天或1週以上。

②4種失眠類型當中的任一種或數種持續2週以上。

③4種失眠類型當中的任一種或數種持續重複出現。

④出現工作時打瞌睡、倦怠感、心情焦躁等等，對日常生活造成困擾。

假如符合以上的條件，建議在失眠症狀惡化之前及早接受治療。

（村崎光邦）

失眠的主要原因

1. 壓力、不安
2. 憂鬱
3. 生活不規律
4. 睡眠環境不佳（噪音、照明、室溫等）
5. 睡眠環境的變化（搬家、旅行等）
6. 服用藥物等
7. 酒精飲料或含咖啡因飲料過量

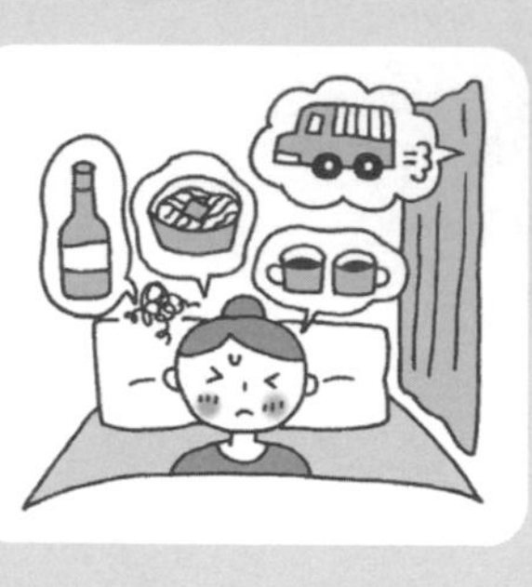

失眠症的4種類型

1 怎麼躺都睡不著的「入眠障礙型」

已經2小時了…

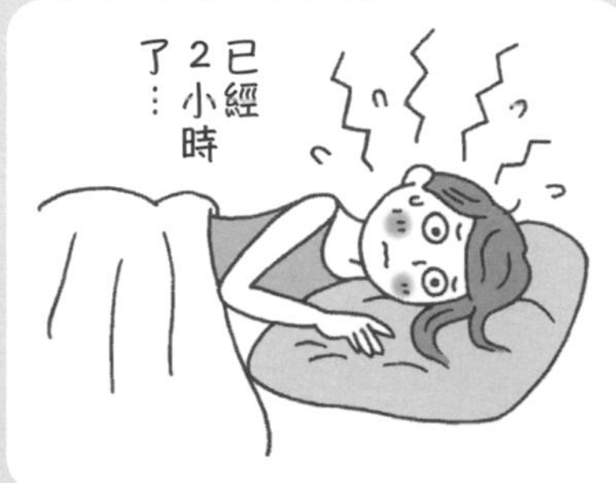

這類型的人躺在床上超過了30分鐘，卻還是睡不著覺，有些人甚至過了2～3個小時還是睡不著。這種失眠類型是由於白天的興奮或壓力導致啟動睡眠的副交感神經無法優先發揮作用。解決方式是把臥室打造成一個能夠放鬆的空間，讓自己意識到這裡就是「專門用來睡覺的空間」，養成一進入房間就會自然想睡的習慣。也要減少攝取會刺激神經的咖啡因、尼古丁。有失眠困擾的人多半都屬於這個類型。

2 半夜一直醒來的「半夜清醒型」

怎麼又醒來了…

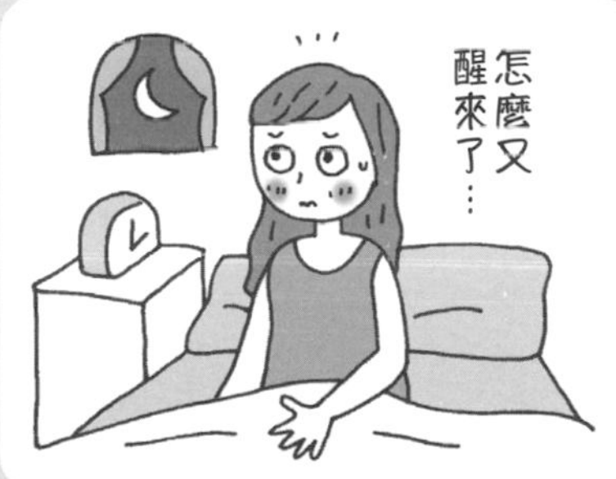

半夜醒來3次以上，一醒來就很難再入睡。這種失眠類型大部分是因為生活節奏不規律。只要擁有正常規律的生活，調整好生理時鐘，就可以解決失眠問題。不過，如果是因為上了年紀，半夜經常被尿意或自己的鼾聲打斷睡眠，也可能是因為前列腺肥大或睡眠呼吸中止症等身體方面的問題，需要找專門的醫生討論。

3 還沒天亮就起床的「早鳥失眠型」

才5點!?
5:00

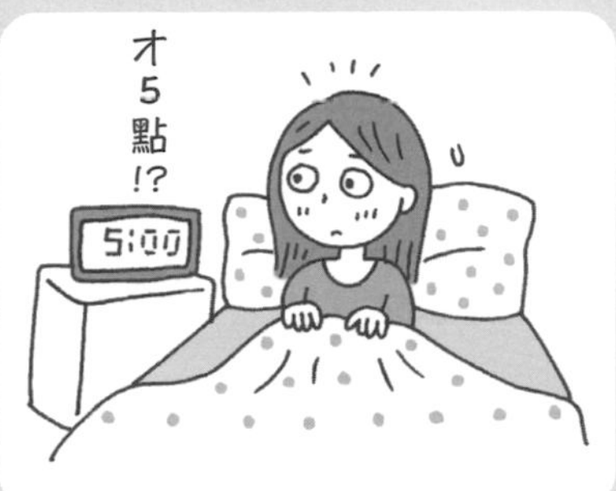

還不到起床時間卻早已醒來，而且醒來以後無法再度入睡。如果是因為年紀增加造成腦部或神經的功能衰退，引起生理時鐘紊亂，那就要靠著曬太陽增加「血清素」的分泌，讓血清素去調節生理時鐘。除了失眠問題之外，有以下問題時也可能是得到了憂鬱症，例如：上午心情總是不好，但是到了下午就沒事；或者對於以前喜歡的東西失去興趣等等。這時候就必須由心療內科或精神神經科的醫生進行治療。

4 覺得自己好像沒睡過覺的「滿足感缺乏型」

好像沒睡過…

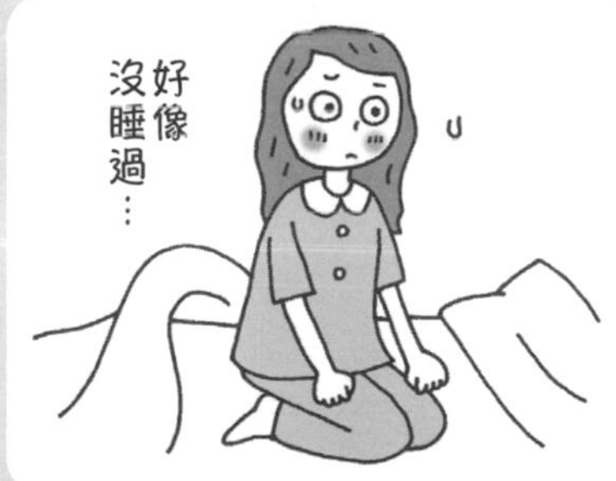

明明已經睡了一覺，卻感覺不到睡過覺的滿足感。這類型的人通常是比較神經質的人或完美主義者。這種失眠類型的人實際上還是能夠進入睡眠，所以並不需要太多的治療。這樣做可能會稍微壓縮到睡眠時間，但睡覺前可以試著看一點讓心情比較輕鬆的書籍或電視節目，最好別再去想白天的事情，努力讓心情放鬆下來。

不要把壓力帶到明天 失眠時的好眠4法則

獲得高品質的睡眠有幾個訣竅

①睡不著時就打開燈，促進副交感神經活絡

把室內照明打開之後，副交感神經就會為了調節進入瞳孔的光線而縮小瞳孔。

只要副交感神經比交感神經更加活絡，全身都會放鬆下來，也就會更容易入睡。

②如果在意時鐘的聲音，那就試試專注傾聽

人的感覺持續受到同樣的刺激，就會逐漸變得遲鈍。所以，要是真的很在意時鐘的聲音的話，那就乾脆專心聆聽，這樣就會漸漸習慣，也就不會繼續在意了。

另外，大腦在受到有節奏的感覺刺激後，就會抑制興奮感，藉此讓人感到睡意。

③睡不著的時候把洋蔥切好放在枕邊

洋蔥的濃郁香味成分具有穩定神經、幫助入眠的作用。可以透過生吃洋蔥獲得此效果，而睡不著時把洋蔥切碎放在枕邊，聞著洋蔥的香氣成分也有助於入睡。

④強迫入睡會造成反效果。過了30分鐘還是睡不著的話，就乾脆離開被窩吧

拚命讓自己睡著時，反而變得更不想睡。這是因為大腦太過在意這件事，導致大腦過度興奮。

假如過了30分鐘還是睡不著的話，那就乾脆離開被窩吧。我們的身體還是能夠應付連續幾天睡眠不足，所以不用擔心。

不妨走出臥室讓自己忘記「執著於入睡的心」，悠閒地看看雜誌、聽聽音樂或是看看電視等等，讓心情放鬆一下。

另外，喝點熱牛奶或花草茶也是不錯的選擇。請避免含咖啡因等強烈刺激成分的咖啡或紅茶等飲料。

（松原英多）

每日15分鐘的正確午睡可活化大腦，解決失眠問題

有失眠困擾的人也能靠午睡片刻補充睡眠

做完上午工作，吃個午餐休息片刻以後，接著又進行下午工作，結果卻突然開始想睡，迷迷糊糊地打起瞌睡來……。這樣的體驗人人都有。這是很自然的現象，因為人體內有個規律，除了晚上的睡眠之外，下午2點左右也會開始想睡。人類沒辦法長時間一直保持著專注力，而短暫的休息則能讓人再次提高專注力與效率。早上做完工作或家事，吃個午飯以後覺得想睡的話，不妨就去午睡片刻。午睡能讓大腦休息，接下來做工作、家事或讀書的效率就會大幅提升。因此有失眠困擾的人可以透過午睡來補充不足的睡眠。

坐著午睡片刻的效果最好

午睡有幾個訣竅。首先，午睡的時間不要太長，年輕人約15分鐘，老年人約30分鐘即可。因為午睡時間太久就會進入深度睡眠，反而讓人不容易醒來。所以如果只是午睡片刻的話，我們就能在進入深度睡眠之前醒來，這樣比較容易讓自己清醒，而且也比較不會頭昏腦脹，害專注力變差。另外，躺著睡容易睡過頭，所以盡量坐在有靠背的椅子午睡就好。

其次，確立好起床到就寢的一天生活節奏也很重要。如果生活不規律，白天午睡的效果也會減半。而且午睡時間至少要與前晚的睡覺時間隔8個小時以上。早睡型的人建議在下午2點左右午睡，晚睡型的人則建議在下午4點左右午睡。

（井上昌次郎）

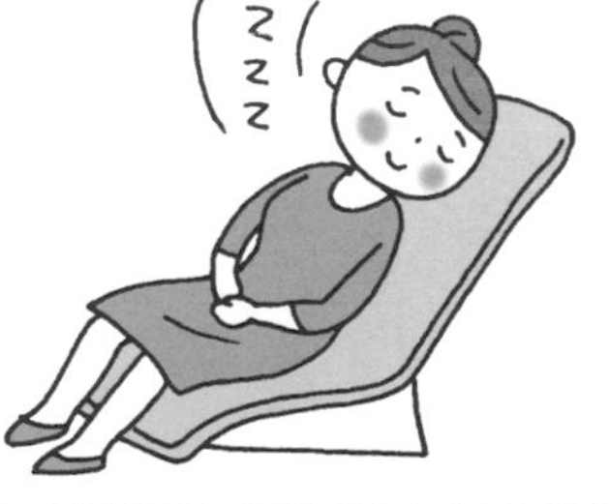

午睡對習慣早睡早起的老人也有很好的效果。人隨著年紀增加，生活節奏也會漸漸提前，就容易早睡早起，所以透過午睡也可以調整生活節奏。

接受專業的指導與照護 減輕壓力帶來的痛苦

實際上有各種不同的治療方法

因壓力感到精神疲勞，身體方面也開始出現影響時，通常會建議前往心療內科或精神科治療。

心療內科主要治療的是較為輕症的精神疾病，例如：失眠症、神經症、自律神經失調症、憂鬱症和身心症等等。另一方面，精神科則要治療所有精神方面出現異常的疾病，治療對象包含：跟蹤騷擾、少年犯罪等問題的加害者與受害者，以及患有重度思覺失調症、認知症的病患。

實際進行的治療包括以下幾種：

①心理諮商

心理諮商與「心理治療」的意思差不多，是精神科治療的基礎之一，配合藥物治療同時進行。

例如：提出患者的人際關係，點出患者的問題所在，促進患者反思或提供建議，如此一來就能推動心理諮商的效果。

雖然一般都認為心理諮商沒有副作用，但有時患者的性格可能會暫時改變，症狀也可能變得更嚴重。

②藥物療法

憂鬱或不安的原因主要是腦內傳達資訊的神經傳導物質出現異常，而這些異常能透過藥物來改善。

最重要的是遵照醫生的用藥指導，才能減輕嗜睡、手腳顫抖等副作用，以及降低藥物成癮的風險。

③認知行為療法

首先，要瞭解自己的人格特質，這是造成目前狀況最根本的原因（認知療法）。

了解自己的人格特質以後，思考自己有沒有辦法採取這個特質以外的其他行動，努力讓自己慢慢地培養出靈活的思維（行為療法）。

④團體精神療法

有同樣煩惱的人聚在一起，一起討論各種話題。

不僅有助於培養協作性，還能增加「我並不孤單」、「跟大家一起進步」的信心和團結感。

這個治療方式對於酒精成癮與藥物

成癮的人也有幫助。

⑤精神復健療法

用於心理疾病的恢復期，例如：症狀已減輕並已減少藥物用量、出院後預計回歸社會等等。治療方式包括了以下的內容：

【作業療法】

目標恢復因疾病而減少的活動力和生產力，進行手工製作、園藝、烹飪等活動。

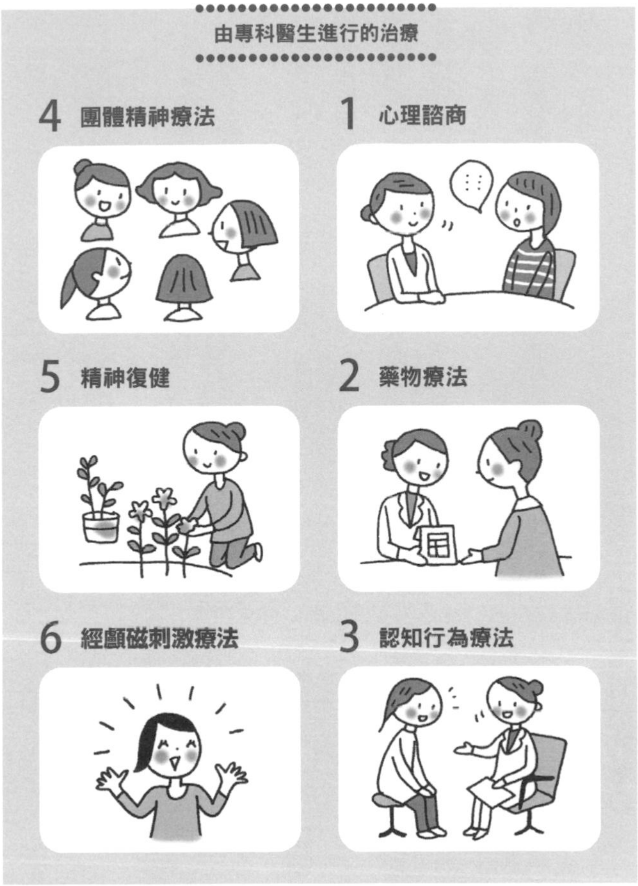

【藝術療法】

為了讓感受及情緒更豐富而進行繪畫、音樂、木工、刺繡、書法等各種活動。

【生活技能訓練（SST）】

這是一種類似於③認知行為療法的治療方法，練習去應付日常生活可能遇到的問題。

首先會以建立圓滑的人際關係為目標，從訓練打招呼或微笑開始練習，慢慢地去恢復因人際關係挫敗而喪失的自信。

⑥經顱磁刺激療法

利用磁場產生的微弱電流刺激大腦的治療方法。

對於使用抗憂鬱藥物卻無效果的患者而言是有效的療法。

（池田健）

由專科醫生進行的治療

1 心理諮商

2 藥物療法

3 認知行為療法

4 團體精神療法

5 精神復健

6 經顱磁刺激療法

為個人量身打造的漢方藥 也能明顯改善自律神經失調症的症狀

量身打造、對症下藥是漢方藥的魅力

有些醫生也經常以漢方藥物治療自律神經失調症。醫生開藥給病患時並不是根據病人得了什麼病，而是依據病人描述的症狀來調配藥方，這一點是漢方藥的特徵。以自律神經失調為例，由於每個人出現的症狀都不一樣，一次也可能出現許多種症狀，所以這樣的情況就最適合使用漢方藥進行改善。

改善自律神經失調症的代表藥材有「桂皮」（肉桂）和「甘草」。另外，「柴胡」、「芍藥」等藥材也都能改善自律神經失調的問題。

但即使同樣都是「自律神經失調症」，每個人遇到的情況還是不太一樣，有的人會受到憂鬱影響，有的人會出現強烈的不安等等。像這種情況多半會使用具抗憂鬱作用的「半夏」、「香附子」和「蘇葉」（紫蘇葉），或是具抗焦慮作用的「龍骨」等藥材。

量身打造、對症下藥是漢方藥的魅力

醫師實際在開藥時都會先問診，確認患者有那些症狀。

並且根據患者的體力狀態等等，斟酌各項藥材的用量。這種「根據體質用藥」的觀念是東洋醫學的獨特之處，西洋醫學當中就沒有這樣的觀念。例如：體力好的病患用「女神散」，體力差的病患要用「柴胡桂枝乾薑湯」，像這樣給予不同的藥方。

漢方藥是為個人「量身訂製」的藥。正因為是為個人量身打造的藥方，所以能發揮出絕佳的療效，改善症狀。此外，漢方藥也能迅速發揮效果，如果醫生開的藥方適合，服用2天至1週內就會開始改善症狀。不過，絕對不能因為症狀有所改善就馬上停藥。各位可以試試看漢方藥，假如覺得有些效果，那就繼續服用約3個月。

（水嶋丈雄）

改善自律神經失調的代表性漢方藥材

同樣都是「自律神經失調症」，但由於每個人的症狀與體質不同，
醫生開的藥方就會不一樣，這裡要介紹8種常用的藥材。

漢方藥＼症狀	肩膀痠痛	頭重、頭痛	眼睛疲勞	潮熱	暈眩	心悸	食慾不振	便祕	腹痛	手腳冰冷	月經不順	失眠	焦躁	不安、憂鬱	疲勞感	體力程度
加味逍遙散	○	○		○		○		○		○	○	○		○	○	虛•中
當歸芍藥散	○	○							○	○	○				○	虛
半夏厚朴湯					○	○							○	○		中
苓桂朮甘湯		○		○	○	○										中
柴胡桂枝乾薑湯	○				○	○						○	○			虛
黃連解毒湯			○	○								○	○			實
女神散	○	○		○	○	○	○				○	○	○	○		實
桂枝加龍骨牡蠣湯	○	○		○		○	○					○	○	○	○	虛

體力的程度指的是什麼？

即使病患的症狀相同，醫生也會根據病患的體力狀況斟酌使用不同的藥材。體力程度主要會被分為3個等級，分別為實證、虛證、與中間證。

實證	體質好、抵抗力好、體力充沛的人。
虛證	體質弱、抵抗力差、體力不好的人。
中間證	介於虛證和實證的人。

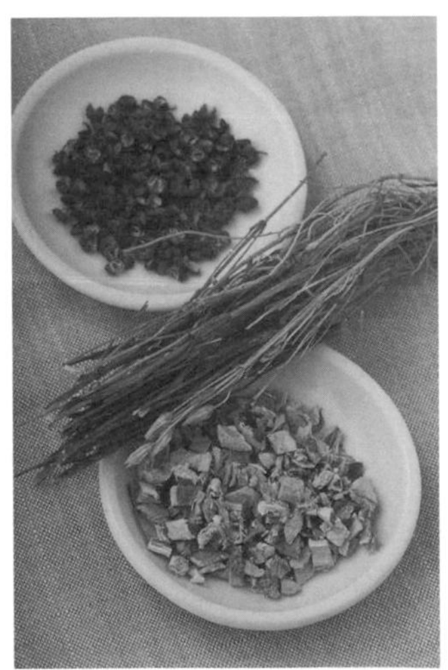

資訊量爆炸的電視節目是造成失眠的原因。【夜晚廣播】是讓失眠患者能一夜好眠的最強「睡眠導入法」

失眠是因為生理時鐘紊亂

現在有愈來愈多人都因為年齡增加而出現「難以入睡」、「半夜頻頻醒來」、「天還沒亮就清醒」等煩惱。

但是各位不必擔心。只要瞭解並按照自己的生理時鐘好好生活，這樣即使上了年紀還是能夠睡得香甜。

我們的生理時鐘以太陽為基準。太陽升起時，身體就要活動；太陽落下時，身體就要休息。

我們一整天的體溫也會隨著生理時鐘而有所變化。體溫最高的時刻是在下午5點到晚上9點左右，過了晚上9點就會開始下降。體溫下降以後，我們就會感到睡意。

然後早上起床後，再接受陽光的洗禮。如此一來就會形成我們一天的生理時鐘。

經常有人說「每天最好睡足7個小時」，但其實我們不必執著睡眠時間的長短。老年人的平均睡眠時間實際上大約是6小時，當然也有些人可能會更長或更短一點。我也會告訴睡眠障礙門診的患者，其實只要早上起床不覺得累，白天過得舒適，那麼睡眠時間就會足夠。

人的體溫通常會在晚上9點之後開始下降，但有些人甚至要到10點之後才開始下降，所以晚上8點上床睡覺當然不可能睡著。若要調整好規律的作息，就別再強迫自己一定要早睡。

不過，晚上若一直看電視，直到就寢時間才關掉電視的話，也會讓人睡不著覺。這是因為晚上看電視會讓大腦過度興奮，而無法產生睡意。不僅如此，也可能因此半夜頻頻醒來或無法熟睡。

關掉電視，打開廣播，就能呼呼大睡！

因此，我要推薦給各位的是以廣播代替電視的夜晚廣播習慣。

電視節目的資訊量非常大，睡前接收到的大量資訊若是累積在大腦裡，大腦的記憶體就會變滿。

大腦會在睡覺時會消除不必要的資

訊，但如果資訊量過多，大腦就得一直工作，無法好好休息。

另一方面，耳朵接收的資訊量只有眼睛的1千分之1，能給大腦減輕不少的負擔。我們要是不睡覺的話，大腦就不會進行修復，所以說晚上睡覺前最好別再看電視。

我個人也會推薦夜晚廣播給有失眠問題的患者。

有一位A先生（65歲男性）來睡眠障礙門診，他說：「我很難入睡，總是要花30分鐘以上才睡得著。而且半夜還會一直起來上廁所。我都覺得好像睡不飽，白天還是很睏。」於是，我詢問他睡前的狀況，得知他會睡前都在臥室看電視，直到有睡意才關掉電視。

所以，我建議他在晚上9點過後關掉臥室的燈，而且不要再看電視，改成收聽廣播。一個月後，A先生精神奕奕地跟我說：「自從我改掉一邊看電視一邊睡覺的習慣後，我一下子就睡著了。」進一步瞭解後，發現他只要花15分鐘就能入睡，而且半夜也不會再一直起來上廁所，所以早上醒來時都覺得自己睡得很熟，白天也不再一直昏昏欲睡。

夜晚廣播是為了解決失眠問題，所以並非任何節目都適合在睡前收聽。建議各位找一些不必太認真聽也無妨的節目，避免收聽自己相當感興趣的廣播。

假如半夜醒來又沒辦法馬上睡著的話，這時聽著廣播就會很容易入睡。如果可以，最好設定30分鐘左右自動關閉廣播。

因為耳朵一直聽著某個聲音受到刺激，可能會讓人睡著又再次清醒。

睡覺前跟自己做好「做完什麼事情就睡覺」的約定，也有很好的助眠效果。這樣的做法稱為「睡前儀式」，而打開廣播也能是很好的睡前儀式。

（宮崎總一郎）

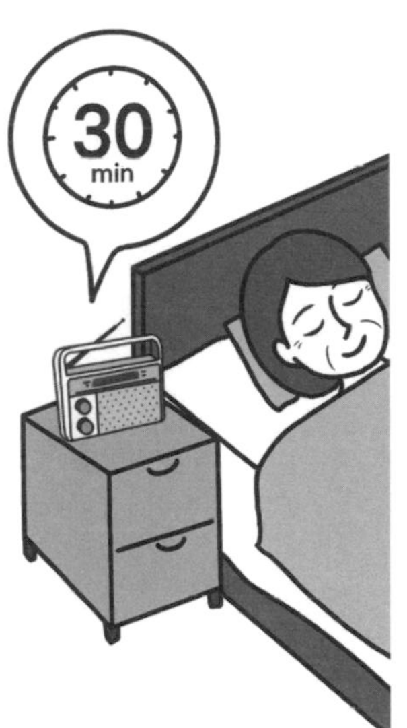

打開廣播的開關也是睡前儀式之一。躺在床上聽也沒問題，開始感到睡意就可以關掉。如果使用有定時功能的收音機或智慧型手機收聽廣播，那就設定30分鐘後自動關閉。

夜晚廣播與燈光

房間採用間接照明，並選擇暖黃光

身體產生睡意與褪黑激素（促進睡眠的激素）的分泌有關。白天的明亮環境會抑制褪黑激素的分泌，當環境變暗以後又開始分泌。

褪黑激素的分泌不僅受太陽光影響，強烈的燈光也會抑制身體分泌褪黑激素。因此，室內環境到了晚上如果還是燈火通明的話，就會難以產生睡意。在客廳等空間進行夜晚廣播時，若能將燈光稍稍調暗，自然就會讓人產生睡意。具體的做法是關掉天花板上照亮整個空間的主要照明燈，只使用落地燈等間接照明。

此外，間接照明的燈光應該要選擇暖黃光的燈泡或黃光的日光燈，不要使用白光的日光燈。因為白光的日光燈中含有較多的藍光，而藍光則會抑制褪黑激素的分泌。

晚上9點之後就打開黃光的間接照明，把空間營造出飯店酒吧的氛圍。如果想在臥室進行夜晚廣播的話，那就用黃光的落地燈來照明，也可以把燈全部關掉。

夜晚廣播與手機

聽廣播時別一邊看著電腦或手機的畫面

在夜晚廣播的時間一邊看書並不影響效果，就算開床頭燈也一樣可以閱讀。只是，我並不建議各位在睡前廣播時閱讀最近流行的電子書。

某個研究進行了一項關於使用電子書與紙本書閱讀同一本書對於睡眠影響的調查。結果發現閱讀電子書以後進入深度睡眠的時間比閱讀紙本書晚了10分鐘。同樣地，睡前也別再看電腦、平板電腦、智慧型手機、傳統型手機等電子設備的螢幕。最近，使用智慧型手機收聽廣播的人也愈來愈多了，但就算使用手機聽廣播，也要避免盯著手機螢幕，操作時再看就好。因為這些電子設備的螢幕就跟電視一樣，都會讓大腦太過興奮而睡不著。

不少人一收到訊息或郵件就會急著回覆，但晚上9點之後就應該停止回信，等隔天早上醒來再回覆。而且，還要把手機改為靜音模式。假如收到訊息或郵件，一樣隔天再回覆就好。要分清楚什麼時間該做什麼事。

夜晚廣播與**飲料**

嚴禁酒精和咖啡！還要記得補充水分

在類似飯店酒吧的燈光環境下聽著夜晚廣播，有的人說不定就會想要來一杯酒。但基本上我不建議在睡前喝酒。

酒精雖能幫助入睡，但也會降低後半段睡眠時間的睡眠品質。

另外，咖啡或綠茶等含咖啡因的飲料也會影響睡眠。咖啡因的效果可持續4個小時以上，傍晚過後最好就再喝茶或咖啡。

由於每個人的狀況都不一樣，習慣喝酒或咖啡的人不妨試試暫時停一陣子。假如因為這樣就改善睡眠問題，那就可以確認酒精或咖啡因是造成睡眠品質變差的原因。

睡前攝取水分可以防止脫水，也許能讓人更好入睡。因此喝一點無咖啡因的茶飲並無大礙。尤其是夏天，就算睡覺還是會大量出汗，因此睡前別忘了先補充水分。

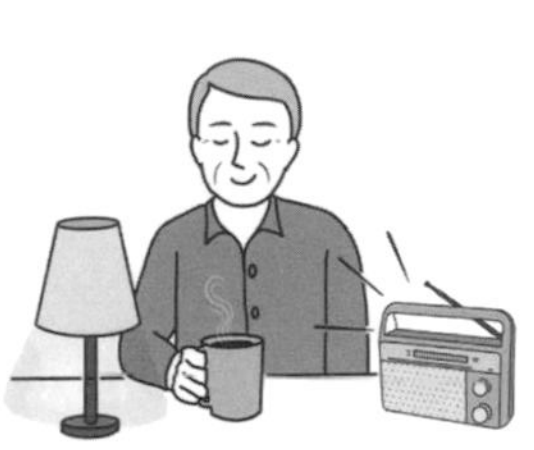

睡前不可以一邊聽廣播一邊喝酒或咖啡！

夜晚廣播與**起床時間**

就算熬夜聽廣播，起床時間也不能改！

就算上床睡覺時間不規律也無所謂，一定要保持同樣的起床時間才會讓生理時鐘正常，讓人更容易入睡。

有時就算因為夜晚廣播的內容太有趣而聽了一整夜，隔天早上也要在同樣的時間起床。

即使會因此睡眠不足，但當天晚上就會提前出現睏意，所以還是可以好好睡上一覺。

假如白天時真的睏得不得了，稍微睡個午覺也不要緊。

55歲以下的人要將午睡時間控制在10到15分鐘，56歲以上的人則控制在30分鐘。

附帶一提，習慣午睡30分鐘以內的人得到認知症的風險大約是完全不午睡的⅙。

相反地，午睡時間超過1小時的人得到認知症的風險則比不午睡的人多出1倍。

另外，就算提早在預定時間之前醒來也不必太過在意。

我們在睡眠前半段就會進入深度睡眠，到了後半段則會慢慢愈來愈淺眠。

所以就算只睡了4個小時左右就醒來，我們還是能得到8成的睡眠效果。

而沒睡飽的部分，則能讓當天晚上睡得更好。

手掌是全身的縮圖。揉一揉手掌就能促進全身血液循環、刺激神經，自行改善疼痛不適的問題！

為了改善身體不舒服而開始按摩手掌

如果我說按摩手掌就能消除高血壓、腰疼、便秘等不適，各位應該都會覺得不可能吧。但真的有很多人都因為做了手掌按摩而改善身體不適並恢復健康。

我給自己按摩手掌超過了20年，多虧如此改善肩膀和背部僵硬、手腳冰冷等問題。有時工作太忙碌，每天都忙得團團轉，身體就會開始不舒服，但如果給手掌按摩的話，就會立即舒緩症狀。我現在的身體算是相當健康，也能正常工作，但其實小時候的我非常體弱多病，動不動就躺在床上養病。我對針灸產生興趣，並成為一名針灸師，也是因為想要改善自己的體質。只是，我後來發現光靠一般的針灸治療並無法解決根本問題。

再後來，我接觸了「手部針灸」。手部針灸是一種透過刺激手掌和手指上的穴道進而改善疾病的療法。我們的手掌和手背上共有14條經絡（生命能量「氣」的通道），沿著這幾條經絡分布的部位還存在著345個穴道。

這些穴道有一定的分布規則，分布位置對應著人體的形狀，就像「全身的縮圖」一樣（請參考139、140頁的插圖）。例如：中指的第1關節對應的是頭部，在手部針灸的觀念中，對應到內臟或其他器官的部位就稱為「反射區」、「對應區」。

我透過手部針灸改善了各種身體不適。而我現在要介紹的則是各位也能輕鬆做到的改編版手部針灸調理法。那麼，各位知道為什麼按摩手掌可以預防身體不舒服嗎？

按摩手掌可以立即且正確地將刺激傳給大腦

首先，按摩手掌可改善血液循環。根據不舒服的身體部位或器官按摩對應的反射區，就會改善該部位的血流，新鮮的氧氣及養分便能運送到身體各個角落。這樣一來，原先不舒服的身體部位的機能就會變得活躍，症狀便會獲得改善。

此外，手掌也是一個感知能力極佳的身體部位，因為手掌上約有1萬7000個連接到大腦的感覺受器，與大腦有著緊密的聯繫。若論起神經與血管的密集程度，全身上下可沒有任何一個部位比得過手掌。因此，按摩手掌可以立即且準確地將刺激傳達到大腦，然後大腦再傳達修復指令給身體不舒服的部位。這樣一來，便能快速改善不舒服的症狀。

足部與耳朵同樣也被認為是全身縮圖的部位，不過三者相比起來，只有手掌不需要使用鏡子，也不需要脫掉衣服就能進行按摩。按摩手掌有助維持身體健康，請各位務必嘗試看看。

手掌即全身

手掌被稱為「全身的縮圖」，有許多對應到各身體部位或器官的反射區。揉一揉手掌與手指，實際感受一下手部與全身的關聯。

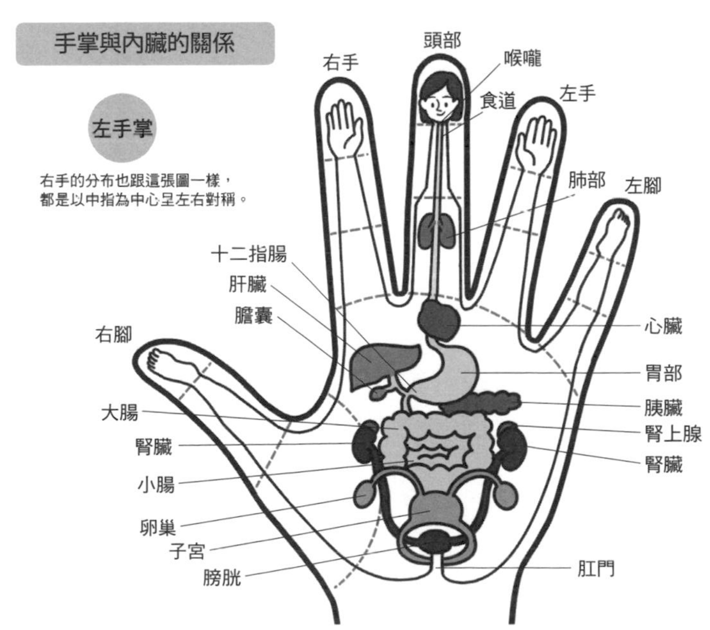

手背與骨骼的關係

左手背

右手的分布也跟這張圖一樣，
都是以中指為中心呈左右對稱。

頭部
肩胛骨
左手
右手
手腕
頸椎
左腳
手腕
手肘
手肘
胸椎
腳踝
膝蓋
肩關節
肩關節
右腳
腰椎
髖關節
薦骨
腳踝
髂骨
髂骨
膝蓋
髖關節

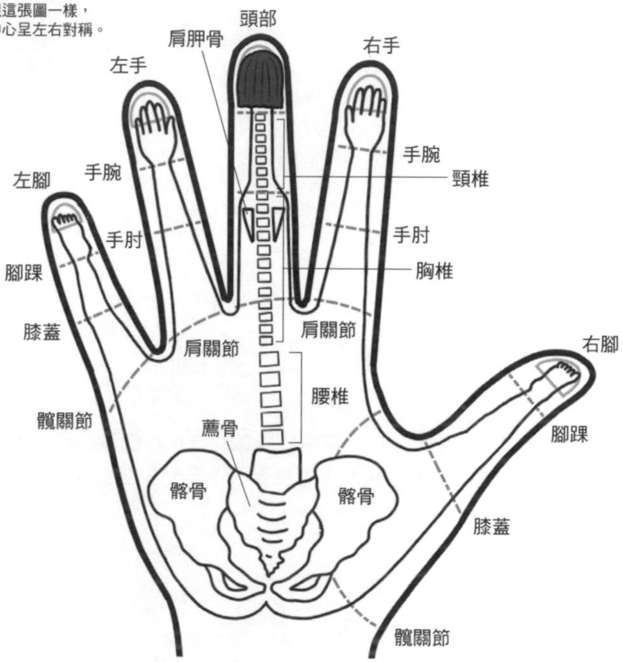

反射區是診斷點也是治療點

手掌有對應到身體各個部位和臟器的「反射區」。反射區位於雙手掌心，並以中指為中心呈左右對稱。假如身體的某個部位不舒服，對應的反射區也會出現「按起來會痛」或「有硬塊」等等的異常。

在這種情況下，只要按摩手掌的反射區，給予適當的刺激，就可以改善不舒服的症狀。

也就是說，手掌上出現疼痛或不舒服的反射區是告訴我們身體狀況有異的「診斷點」，也是改善身體不舒服的「治療點」。習慣按摩手掌可以讓我們感受身體的變化，有助於及早察覺病痛並及早改善。

（松岡佳余子）

對付

自律神經失調症

就用這招手部按摩法

按摩位置

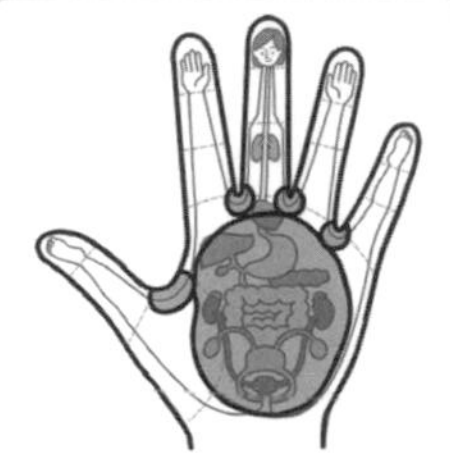
手心

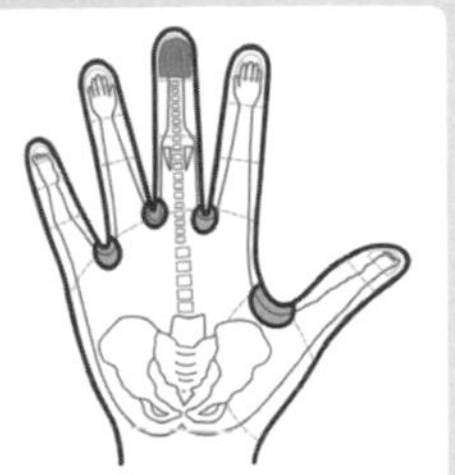
手背

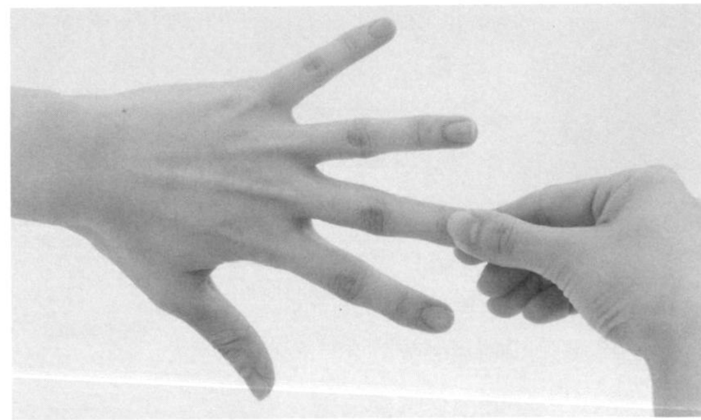

1 揉一揉中指的指尖

用大拇指與食指捏住另一隻手的中指，大約揉1分鐘。

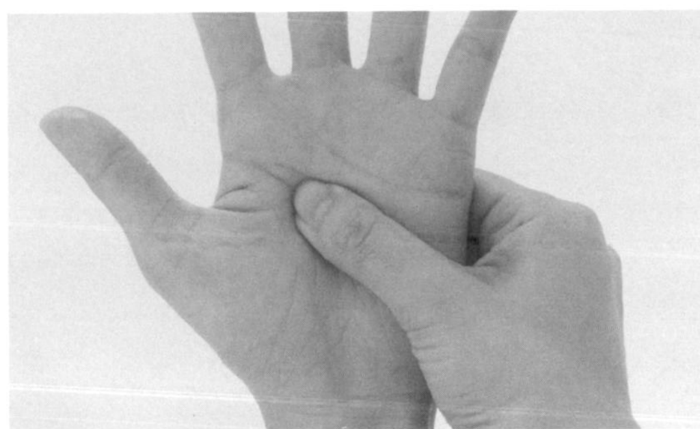

2 按壓手心

用大拇指按住另一隻手掌的正中央，另外4隻手指扶住手背，把整個手心按摩過一遍，大約1分鐘。

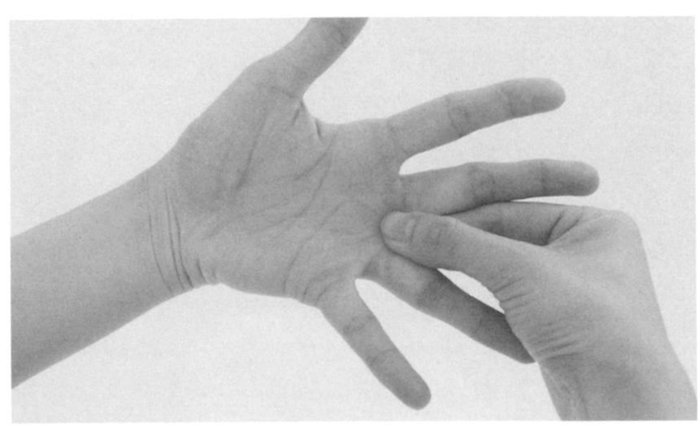

3 捏一捏每個指縫

用大拇指與食指揉一揉指縫，每個指縫各揉1分鐘。

左右手交替做**1**～**3**。

★本書是重新編輯《健康》雜誌中刊載的文章，以及《すぐわかる自律神経の整え方》（主婦之友社）等書籍後，再新增部份文章編纂而成。

★本書希望以各種不同的觀點分享資訊，各篇文章對於同一件事的觀點可能有所出入，敬請見諒。

★本書介紹的各種效果可能因人而異。使用這些方法時若出現過敏或異常，請立即停止。

★目前正在進行治療的人請先向主治醫生諮詢。

Staff
裝幀／永井秀之
內文設計／高橋秀哉　高橋芳枝
內文插畫／三浦晃子　高橋枝里
編輯協力／日下部和恵
責任編輯／田川哲史（主婦の友社）　長岡春夫

名醫傳授 調節自律神經的自我保健法

出　　版／楓葉社文化事業有限公司
地　　址／新北市板橋區信義路163巷3號10樓
郵政劃撥／19907596 楓書坊文化出版社
網　　址／www.maplebook.com.tw
電　　話／02-2957-6096
傳　　真／02-2957-6435
編　　著／主婦之友社
翻　　譯／胡毓華
責任編輯／吳婕妤
內文排版／謝政龍
港澳經銷／泛華發行代理有限公司
定　　價／350元
初版日期／2023年11月

國家圖書館出版品預行編目資料

名醫傳授 調節自律神經的自我保健法 / 主婦之友社作；胡毓華譯. -- 初版. -- 新北市：楓葉社文化事業有限公司, 2023.11　面；　公分

ISBN 978-986-370-610-6（平裝）

1. 自主神經系統疾病 2. 健康法

415.943　112016707